전국의 치질 환자들을 불러모은
광안리 조 약사의 신박한 치질 이야기

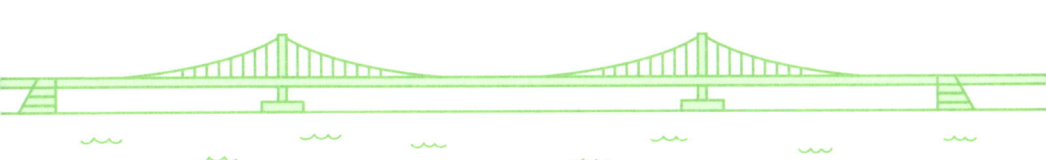

전국의 치질 환자들을 불러모은

광안리 조 약사의 신박한 치질 이야기

조홍규 지음

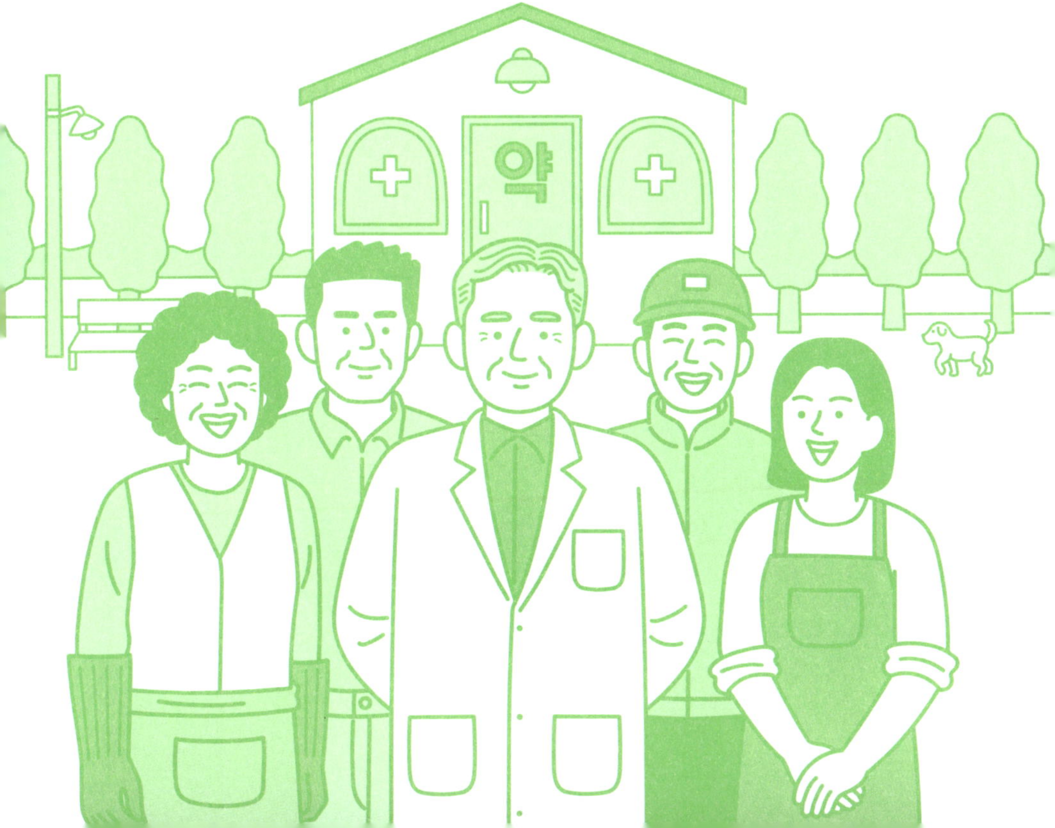

• 추천사 •

인공지능과 빅데이터, 모바일로 요약되는 디지털 헬스케어 시대에도 여전히 오랜 시간 현장에서 헌신해 온 의료인들의 경험은 귀하다 할 수 있고, 특히나 어떠한 첨단 기술의 도움 없이 수십 년에 걸친 현장 경험에서 발아된 인사이트는 앞으로 더 귀한 대접을 받아 마땅하다.
그러한 점에서 50여 년을 묵묵히 환자의 곁에서 같이 아파하며 고민한 노(老) 약사의 경험으로 한 장 한 장 채워진 이 책을 통해 대표적인 현대인의 생활습관 질환에 대해 때로는 민망해서 혼자 기웃거리던 비밀스러운 얘기를 알기 쉽게 전달하려는 노익장의 진심과 수고에 경의를 표한다.

황희 | 카카오 헬스케어 CEO, 전 분당 서울대병원 교수 및 의료정보센터장

광안리 조 약사님은 현역 시절에 약사로서 탁월한 실력과 함께 환자에 대한 진심 어린 열정으로 약사계에선 오래전 유명했던 인물이다. 그리고 그간의 방대한 임상 경험과 양한방을 넘나드는 다양한 노력을 통해 얻은 지식을 가지고 지금 우리에게 꼭 필요한 한 권의 책을 엮어서 다시 우리 앞에 나타났다.
단순히 약사의 영역인 약물 치료에만 머물지 않고, 식생활을 비롯한 생활 전반에 대한 습관을 바꾸는 노력을 함께 권하는 접근법은 독자에게 당장의 실용적인 도움뿐만 아니라 근본적인 몸 관리의 나침반이 될 수 있으리라 믿는다. 현역에서 은퇴한 이후에도 값진 지식과 경험을 사회 공동체와 나누고자 하는 모습에 진심을 담아 큰 박수를 보낸다.

최광훈 | 대한약사회장

"조기 대응이 중요하다." 말은 그렇게 하면서도 자기 몸에 일어나는 일에는 무관심하거나 대응을 미룰 때가 많다. 그러면 안 된다. 치질은 그냥 지나쳐서는 안 되는 경고 신호다. 왜 이런 신호가 오는 건지 제대로 알고 필요한 조치를 취해야 한다. 이 책에서 저자는 치질의 원인부터 대응책까지 친절하고 상세한 설명을 제시한다. 마치 뭘 궁금해할지 미리 알고 있었다는 듯이 경험과 지식을 바탕으로 쉽고 분명한 해답을 보여준다. 치질 때문에 혼자 끙끙 앓고 있던 모든 이에게 일독을 권한다.

정재훈 | 약사, 푸드라이터

건강 의학 다큐멘터리를 만드는 일은 대중들 스스로 질병을 다스릴 수 있는 필수적이고 정확한 정보를 '흥미있게' 제공하기 위함이다. 그런 점에서 이 책은 치질의 기원과 역사, 발병 원인부터 실질적인 대처법까지 쉽고 재미있게 잘 정리한 한 편의 훌륭한 의학 다큐멘터리라 할 수 있다. 한국인 두 명 중 한 명이 걸리는 병이니만큼 모두에게 일독을 권한다.

이재혁 | 방송 PD, KBS '생로병사의 비밀' 연출

처음 이 글을 읽고 나서 든 생각은, 만약 내가 진작 이 책을 읽을 수 있었더라면 '과거 10년이란 긴 시간을 치질로 고생하지 않았을 텐데' 하는 것이었다. 무서운 외과수술을 하지 않더라도, 일상생활 속에서 간단한 마사지와 약만으로도 충분히 완치할 수 있다는 놀라운 상식을 많은 분들도 함께 알았으면 좋겠다.

강남 | 가수, 방송인

· 프롤로그 ·

허약 체질의 약사

저는 1965년부터 2012년까지 48년간의 오랜 약사 생활을 마치고 은퇴한 '전직' 약사입니다. 아시다시피 약사란 약을 통해 다른 사람들의 질병을 치료하고 건강을 돌보는 직업입니다. 하지만 역설적이게도 제 평생의 소망은 건강한 몸을 가지는 일이었습니다.

저에게 약사 생활은 생계를 위한 일이었습니다. 하지만 다른 한편에서는 자신의 허약한 몸과 바쁜 사회 생활에 짓눌려 제 몸을 추스르지 못하는 모순의 연속이었습니다. 매일매일이 정신없이 바쁘면서 동시에 몸이 아팠습니다. 여러 종류의 질병들이 유령처럼 다가왔고 수십 년을 동거하기도 했습니다.

부모님과 7남매의 생계를 책임져야 하는 청년 가장에게 약사는 꽤 좋은 직업이었습니다. 게다가 제가 한창 일하던 1970~1980년대는 궁핍한 노동 환경과 빈약한 의료 체계 탓에 주변에는 아픈 분들이 참으로 많았습니다. 병원은 부족하고 의약 분업 이전의 시대라 지금

과는 달리 동네 약국은 매일 환자들로 붐비는 일상의 중요한 의료기관 역할을 했습니다.

저의 약국은 부산의 오래된 재래시장 입구에 있었습니다. 대부분의 고객이 시장 상인이다 보니 시장이 문을 열기 전에 약국 문을 열고 시장이 마치는 늦은 밤에 약국 문을 닫았습니다. 평일은 아침 7시에서 저녁 11시까지 영업하고, 마지막 주 일요일을 빼고는 주말도 평일과 똑같이 정상영업을 했습니다.

치열하고 고단한 삶의 현장인 시장에는 유독 아픈 분들이 많았습니다. 자기 몸을 챙기지 않고 소처럼 일을 해야 가족들의 생계가 유지되던 시절이었습니다. 새벽부터 자정까지 자기 몸을 축내가며 쉴 새 없이 일했고, 그러다 몸이 고장 나면 제게 와서 약을 사 갔습니다. 그리고 다시 일을 나갔습니다. 저도 새벽부터 자정까지 많은 환자들에게 약을 팔고 돈을 벌었습니다. 하지만 10평 남짓한 약국에서 매일 16시간을 주말도 없이 일하는 것은 녹록치 않았고, 허약 체질의 약사에게는 꽤나 벅찬 노동이었습니다. 환자가 늘수록 제 건강도 점점 바닥으로 떨어졌습니다.

저는 선천적으로 허약하게 태어났습니다. 유아기에는 감기, 폐렴, 배탈을 달고 살았고, 초등학교 때는 장이 빠지는 탈항을 겪었습니다. 소년기에 6.25 전쟁이 발발해 극심한 가난과 궁핍을 겪으면서 자랄수록 오히려 건강이 악화되었습니다. 고등학교에 들어가서는 다발성 류마티스 관절염을 심하게 앓아 책상에 오래 앉아 있기도 어려웠습니다. 체육시간에는 가만히 앉아서 친구들이 뛰어다니는 모습을 구경할 수밖에 없었습니다.

대학을 졸업하고 사회에 나와도 마찬가지였습니다. 몸은 제 삶의 의지를 따라주지 않거나 꺾어버리기 일쑤였으며, 무엇인가 열심히 하려 할수록 건강은 점점 악화되었습니다. 그 시대의 표상이었던 오랜 노동 시간과 휴식 부족으로 건강은 점점 나빠지면서, 심장 쇠약, 퇴행성 관절염, 치질, 탈장, 전립선 비대증, 알레르기 비염, 족저근막염, 안구건조증, 백내장 등 여러 가지 합병증에 시달렸습니다.

중년으로 접어든 40대에는 부정맥 진단을 받았고 폐결핵의 석회화 흔적도 발견되었습니다. 70대에 들어서는 심부전증과 심장근육 20%의 섬유화로 인한 치료를 받았습니다.

이제 여든을 넘긴 저는 언제나처럼 요추협착증과 관절염, 심부전증을 여전히 가지고 있지만 좋은 생활 루틴, 운동, 그리고 건강한 식사 습관을 유지하며 행복한 노년기를 보내기 위해 여전히 노력하고 있습니다. 건강을 다스리기 위한 노력은 평생 가는 것 같습니다.

유령 같은 손님

우리 몸은 아플때 신호 signal 를 보냅니다. 아프다고 느끼는 감각, 통증이 바로 그 신호입니다. 이대로 두면 위험하니 빨리 치료를 하라는 중요한 신호입니다. 감기가 걸리면 기침과 발열을 통해 몸의 이상을 전달하고, 배탈이 나면 토하거나 설사를 함으로써 몸의 이상을 호소합니다.

가끔 우리 몸은 우리를 아주 불편하게 만들면서 절박한 경고를 보냅니다. 대표적인 경고 신호 중 하나가 치질입니다. 흔히 입에 담기 꺼려하는 치질은 항문 질병 이상의 의미를 가지고 있습니다. 치질이란 놈은 허약한 몸과 정신을 파고들며 유령처럼 찾아옵니다. 자신에게 허용된 한계를 넘어 노력하는 이들에게 별안간 찾아와서 저주를 퍼붓듯이 몸과 마음을 헤집어 놓습니다.

과거 1970~1980년대는 몸이 아파도 일을 하지 않으면 생계 유지가 어려운 시대였고, 치질이 걸려도 고통을 참아가며 일을 할 수밖에 없었습니다. 시장 좌판에 쪼그려 앉아 물건을 팔고, 무거운 짐을 쉴 새 없이 나르며 하루 벌이를 하는 시장의 이웃들에게 치질은 말 그대로 악마였습니다.

저는 일생에 세 번의 치질을 경험했습니다. 30대에 처음 치질을 경험했으며, 그 이후 완치가 되고서도 40대와 60대에 한 차례씩 더 걸렸습니다. 사실 치질은 완치가 어려운 병입니다. 수술 요법이든 비수술 요법이든 상관없이 치료를 한 이후에도 몸과 마음이 다시 허약해지면 슬며시 유령처럼 다시 찾아옵니다.

30대에 처음 치질이 걸렸을 때는 놀라기도 했지만 치료 자체를 할 수 없는 상황이었습니다. 이른 아침부터 저녁 늦게까지 약국 일을 한 후 쓰러지듯 자고, 다시 이른 새벽에 일어나는 생활을 일주일 내내 반복했기 때문입니다. 약국을 혼자 지키고 있으니 병원 갈 시간 자체가 허락되지 않았습니다. 출혈로 바지를 적셔가며 스스로 치료하는 수밖에 없었습니다. 치질에 대해 공부하면서 여러 치료법을 스스로 몸에 시험해 가면서 치료를 시작했습니다.

초기 몇 번의 시행착오를 거쳐 내놓은 처방은 효과가 있었습니다. 앞에도 밝혔지만 저의 주 고객은 새벽부터 늦은 밤까지 좌판에 쪼그리고 앉아 물건을 파는 시장 상인들이었습니다. 어쩌면 그들은 치질 발병에 최적화된 환경을 갖고 있었습니다. 시장 상인들에겐 병원에 갈 시간과 비용이 허락되지 않았기에, 제 약국에 들러 치질 증상을 상담했습니다. 물론 당시에는 먹거나 바르는 치질약도 없었습니다.

저는 스스로의 몸에 임상실험을 해 본 치료 방법을 친한 상인 몇 분께 소개했습니다. 놀랍게도 분명한 개선 효과가 나타났고, 자신감을 얻은 저는 추가 연구를 통해 치료법을 조금씩 더 개선할 수 있었습니다. 내가 앓았던 병을 직접 고치고, 이 치료법을 소개해 더 많은 이웃들이 나아지는 모습을 보면서 뿌듯했던 기억은 아직도 생생합니다. 처음 한두 명이 효과를 보았고, 그 다음엔 동네 상인 전체에게 소문이 나더니 금방 부산의 여러 곳에서 환자들이 찾아왔습니다. 그리고 얼마 지나지 않아 전국 여러 곳에서 환자분이 찾아오기 시작했습니다.

첫 번째 걸린 치질을 수술 없이 완치했다고 생각했는데, 그 후 치질은 두 번 더 저를 찾아왔습니다. 두 번 모두 정신적으로나 육체적으로 지쳐 있었고, 그 여파로 생활 습관이 엉망이 되었을 때 찾아왔습니다. 치질은 감기처럼 우리가 약해졌을 때 잊지 않고 찾아오는 병입니다. 이렇게 자주 들락날락하는 병을 매번 걸릴 때마다 수술을 할 수는 없는 노릇입니다. '이 병은 어떤 상황과 환경에서 잘 걸린다'라는 우리 몸에 대한 최소한의 지식과 '이렇게 하면 병원에 가지 않아도 스스로 치료할 수 있다'라는 간단한 자기 치료법이 필요한 이유입니다.

치질의 원인은 복합적이기 때문에 치질의 치료 역시 복합적이어야 합니다. 단순히 병이 나서 곪은 자리를 도려내는 일은 1차원적이고 표피적인 치료일 뿐입니다. 보다 근본적인 치료법이 필요합니다.

이제 와서 돌이켜보면, 치질을 처음 겪었을 때는 유령에게 해코지를 당하는 느낌이었습니다. 하지만 반복해서 걸리고, 치료하는 고단했던 과정을 통해 평생의 건강을 지킬 수 있는 좋은 무기를 얻게 된 느낌입니다. 어쩌면 지금 이 글을 쓰게 된 것도 저를 괴롭혔던 허약한 몸과 유령 같은 손님인 치질 덕분이겠지요. 환자의 고통을 조금 더 이해하고, 더 열심히 공부하는 약사로 만들어 주었다고 생각합니다. 그래서 세상에는 완벽하게 좋은 것도 없고 완전히 나쁜 것도 없다고 하는 것 같습니다.

여든이 된 지금도 저는 치질을 예방하기 위한 노력을 쉬지 않고 있습니다. 원래 몸이 약한 체질인 데다 노인의 몸이 되어 가면서 혈액

순환 장애가 쉽게 올 수 있기 때문에 주의를 게을리할 수가 없습니다. 매일 1시간 정도 가벼운 운동을 빼놓지 않고 하는데, 체조와 산책, 고정식 자전거 타기 같은 운동은 크게 힘을 들이지 않고도 팔과 어깨, 가슴 근육, 하체의 탄력을 유지시켜줍니다. 간단한 운동을 마치면 최대한 편안한 자세와 마음으로 명상과 지압 마사지를 합니다. 근육 이완을 위한 온수 좌욕도 합니다. 음식은 채소, 현미, 계란, 들기름 위주로 간단히 먹는데, 식사 후에도 몸이 처지지 않고 아주 가뿐해지는 느낌을 받을 수 있습니다. 매일처럼 실천하는 가벼운 운동, 채식, 명상 같은 일상의 간단한 루틴routine들은 우리 몸을 건강하게 유지시켜 주는 신비한 약과 같습니다.

   마지막으로, 이 책에서 소개하는 치료법은 천부적으로 몸이 약했던 한 약사가 최소한의 자기 치료법으로 병을 극복하는 과정에서 알게 된 사실들을 기초적이고 명징한 의학 이론과 비교해 어긋남이 없음을 확인한 후 공개하는 일종의 개인 임상 보고서입니다. 수십 년간 저와 환자들이 경험한 결과들 중에 핵심만을 추린 내용이기도 합니다. 부디 이 책을 읽으시는 모든 분들이 건강에 조금의 도움이라도 되길 바라는 마음을 전합니다.

2022년 뜨거운 여름날, 해운대 서재에서
광안리 조 약사 조홍규

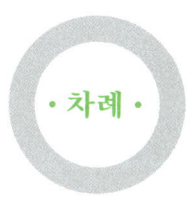

· 차례 ·

추천사 —— 4

프롤로그 —— 6

Chapter 01 치질은 무엇인가?

1 부자도 아닌데 왜 부자병에 걸릴까? —— 16

2 인류의 역사와 함께한 치질 —— 21

3 **첫 번째 질문** 코로나보다 환자수가 많다고요? —— 25

4 **두 번째 질문** 치질 = 수술 등식은 참일까? —— 33

5 4센티미터 지도 —— 40

Chapter 02 치질은 왜 생길까?

1 동의보감의 진단 —— 54

2 범인은 바로 생활습관 —— 58

　배변 습관 —— 61

　식습관 —— 64

　활동 습관 —— 66

　정신 습관 —— 69

　출산, 생리, 갱년기 노화 —— 70

Chapter 03 홈메이드 치료법1 : 약손 요법과 한방과립약 요법

1. 내가 주도하는 14일의 홈메이드 치료법 —— 74
2. 약손 치료법 —— 86
   이상하지만 확실한 물리치료 —— 86
   내 손으로 하는 약손 치료 —— 91
3. 한방과립약 치료법 —— 100
   안전하고 간편한 약물치료 —— 100
   증상별 한방과립약 치료 —— 108

Chapter 04 홈페이드 치료법2 : 30분 데일리 루틴 치료법

1. 근본을 치료하다 —— 118
2. 배변습관 바꾸기: 화장실에서 빨리 나와라 —— 121
3. 식습관 바꾸기: 지중해식 식단이 몸을 살린다 —— 125
4. 활동 습관, 정신 습관 바꾸기: 하루 30분 걷기의 기적 —— 140

부록

용어 설명 —— 156
한방과립약의 기원 식물 —— 158

Chapter 01

치질은 무엇인가?

1 痔疾

부자도 아닌데
왜 부자병에 걸릴까?

가장 아프고 괴로운 병

하지만 가장 남에게 말하기 부끄러운 병

그리고 가장 외과 수술을 많이 받는 병

그럼에도 여전히 가장 많은 사람들이 걸리는 병

이렇게 이상하리 만큼 모순된 병의 존재를 들어보셨나요. 바로 치질입니다. 이 병은 일상 생활이 어려울 정도로 아프고 불편하지만, 다른 사람들에게 털어 놓기엔 여간해선 용기가 나지 않습니다. 더욱 난감한 것은 거의 무조건적으로 외과 수술을 받아야 한다는 부담입니다. 더군다나 이 병으로 고통받는 사람이 어마어마하게 많다는 점이 놀랍습니다. 통계에 따르면 한국인 성인 두 명 중 한

명은 평생을 살면서 한 번 이상 치질에 걸린다고 합니다.

이 정도면 가히 '국민병'이라 부를 만합니다. 그런데 더욱 이상한 사실은, 이렇게 만연한 질병에 대해서 우리는 아는 것이 거의 없다는 것입니다. 뭐가 잘못돼도 한참 잘못된 느낌입니다. 가장 많은 사람들이 걸리고, 가장 많은 수술이 이루어지는 병이라고 하는데, 대부분은 이 병에 대해 아는 바가 거의 없습니다. 오히려 암이나 다른 중증 질환은 의학 다큐멘터리나 책 등을 통해 대략적인 내용을 알고 있습니다. 반면 치질에 대해서는 대다수 사람들이 어떤 원인으로 걸리고 어떤 방법으로 치료해야 하는지 잘 모릅니다.

대부분 사람들은 치질에 걸리면 다음과 같은 과정을 거칩니다. 우선 평소에 관심이 없었고 정보가 부족했기 때문에 무엇을 어떻게 해야 할지 난감해 합니다. 이 병에 걸렸다는 사실이 부끄럽고 재수 없게 느껴질 따름입니다. 어떻게 해야 할지 몰라 몇몇 지인들에게 조심스럽게 수소문해서 용하다는 병원을 소개받습니다. 병원에 가서는 의사의 말을 일방적으로 듣기만 합니다. 병원은 즉시 수술을 권유하고, 판단 불능 상태의 환자는 내키지 않지만 수술 치료에 동의합니다. 그리고 며칠 이내로 잡힌 외과 수술을 후다닥 받습니다. 비밀리에 작전 수행하듯 끝난 수술 이후에는 최대한 주변에 소문이 나지 않게 원래 있던 자신의 자리로 조용히 복귀하는 게 최선이라 생각합니다.

결국 환자는 이 병에 왜 걸린 건지, 치료는 잘된 건지, 재발 위험은 없는지 거의 모르는 상태에서 얼렁뚱땅 일상에 복귀하게 됩니다. 그리고 시간이 흐른 어느 날, 갑자기 수술한 부위가 조금씩 아프기 시작하더니 결국 다시 피와 진물을 보고야 맙니다. 예상하지 못한 악순환의 반복에 그저 놀라고 당혹스러워서 머리가 하얗게 됩니다. 어디서 잘못된 건지 도무지 알 수 없습니다.

치질은 '국민병'이라 불릴 만큼 많은 사람들이 걸리지만, 왜 걸리는지, 걸리면 어떻게 치료하는 게 적절한지에 대해 공개적인 정보는 놀랄 만큼 없었던 것이 사실입니다. 부끄럽고 민망한 병인 탓에 드러내 놓고 얘기하기가 어렵고, 그러다 보니 우리 사회에서 집단적 학습이 거의 이루어지지 않은 분야입니다. 이런 탓에 치료 방법에 대한 검증되지 않은 의견과 주장도 다양하게 존재합니다. 심지어 일부 환자들의 개별적이고 특수한 경험이 보편적인 지식으로 포장되어 유통되기도 합니다. 아마도 우리나라 질병 중에서 가장 정보의 비대칭성이 높은 질병이 아닐까 싶습니다.

치질이란 질병에 대해 우리는 모르는 것이 너무 많습니다. 누군가 얘기를 해주지도 않습니다. 그래서 이 책을 통해 다소 민망한 주제인 치질에 대해 작정하고 이야기해보려 합니다.

치질에는 의외로 많은 이야기들이 숨어 있습니다. 우선 아주 오래된 역사를 가진 질병이며, 흥미로운 역사적 사건과 인물들이 관련되어 있습니다. 광범위한 인구 계층에서 발생하는 질병이라 발병의 원인도 무척 다양하고, 특별히 남녀노소를 가리지도 않습니다.

그리고 이 병의 이면에는 우리 사회의 자화상 같은 모습들도 숨어 있습니다.

옛날에는 치질을 '부자병'으로 불렀습니다. 동의보감東醫寶鑑에도 치질의 치료법이 상세히 나와 있는데, 주로 양반 계층에서 많이 걸리는 질병이었습니다. 과거 농경사회에서는 대부분의 사람들이 육체 노동을 하며 살았습니다. 그런데 여기서 열외인 팔자 좋은 부자들이 실내에서 오랜 시간 좌식 생활을 하고, 무절제한 음주가무를 할 때 걸리는 병이었습니다. 말 그대로 대부분 사람들은 잘 걸리지 않는 희소한 질병이었습니다.

그런데 이런 희소했던 병이 현대 사회로 넘어오면서 가히 폭발적으로 증가합니다. 그렇다면 현대인은 왜 이런 부자병에 걸리게 된 걸까요? 우리는 팔자 좋은 양반도 아니고, 정반대로 팔자가 좋지 않아 하루하루를 힘들게 '살아내는' 사람들인데 말이죠. 참으로 아이러니한 일입니다.

최근에는 치질이 남녀노소를 불문하고 발병하는 대표적인 현대 질병으로 분류됩니다. 사실 치질이란 질병은 생명에 치명적인 위협을 주지도 않고, 엄청난 치료 비용이 들지도 않고, 상대적으로 복잡한 치료 과정을 필요로 하지도 않습니다. 다만 남들한테 털어놓기 민망하고 제대로 치료 받기가 불편할 따름입니다. 어찌 보면 치질은 의료 서비스의 공급자인 병원과 의사 입장에서는 임상학적 난이도와

가치가 높다고 볼 수 없는데, 반대로 의료 서비스의 수요자인 환자의 입장에서는 치료의 난이도와 통증의 정도가 높은 양면적인 특징을 갖고 있습니다.

적지 않은 사람들이 이 병에 걸리면 "똥 밟았다"라고 생각하고 재수가 없어 걸린 병이라고 치부합니다. 그래서 적절한 치료 방법을 선택하는 일은 중요하게 생각하지 않습니다. 일단 술을 좀 줄여보거나 의자에 앉아 있는 시간을 줄이면서 버티는 것이 일반적입니다. 이런 방식으로 최대한 버텨보고, 그래도 증세가 심해지면 귀찮긴 하지만 병원에 가서 수술로 상처 부위를 제거하는 방식으로 최대한 빨리 치료를 종결짓겠다고 생각합니다.

많은 치질 환자들의 사례를 관찰하다 보면 한 가지 큰 공통점이 발견됩니다. 바로 치질에 대한 인식이 거의 없다는 사실입니다. 대부분의 환자들이 몰라도 너무 모른 상태에서 이 병을 마주합니다. 결국 통증과 불편함은 깊어지고, 치료 과정은 복잡하고 어긋난 방향으로 흐르고, 재발의 가능성도 높아지는 최악의 결과를 부르기 쉽습니다. 아무리 하찮고 부끄러운 질병일지라도 내가 걸린 이 병의 정체를 파악하고 치료에 임하는 것이 백번 유익합니다.

2

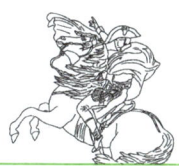

인류의 역사와
함께한 치질

치질은 발견된 지 수천 년 이상 된, 인류 역사에서 가장 오래된 질병 중 하나입니다. 치질에 해당하는 영어 단어 hemorrhoid가 공식적으로 처음 등장한 때가 1398년이라고 합니다(이 새로운 단어는 고대 프랑스어인 emorroides와 라틴어 hæmorrhoida에서 유래되었다고 합니다). 하지만 이미 훨씬 오래전부터 치질이란 단어가 존재했었다는 주장도 있습니다. 바로 성경Bible에서 언급되었다는 설입니다. 성경의 초창기 영어 번역본을 보면 현대 영어에서는 사라진 고어체 표현인 'emerods'라는 단어가 등장하는데, 이것이 현대의 치질 단어인 'hemorrhoid'를 의미한다는 것입니다.

말 그대로 치질은 인류 역사와 함께해 온 병입니다. 그래서 때로는 결정적 순간에 인류의 역사를 바꿔놓기도 했습니다.

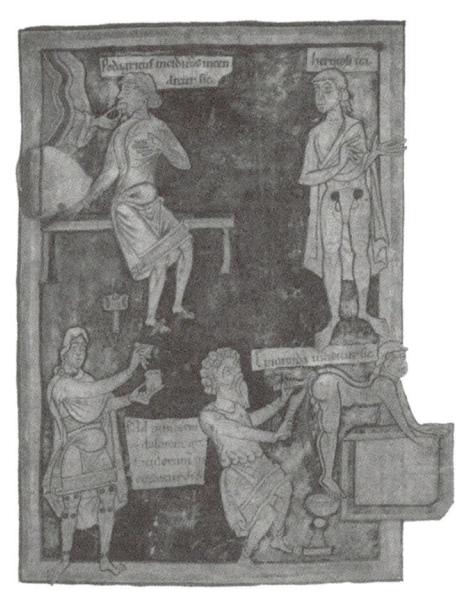

11세기 영국의 질병 치료 모습을 보여주는 세밀화.
우측 하단에 치질 환자가 치료를 받고 있는 모습이 그려져 있다.
좌측에는 통풍 환자가 다리 치료를 받고 있다.

치질은 의학의 역사를 바꿨습니다. 중세 시대의 외과학外科學;surgery은 사람의 신체를 자르고 피와 고름이 튄다는 이유로 천대받는 학문이었습니다. 그래서 의사가 아닌 이발사들이 주로 이 일을 맡았습니다. 현대 이발소의 상징인 청색·홍색·백색 삼선 무늬 간판의 기원이 바로 당시 이발소가 담당했던 외과 병원의 상징이었습니다.

대식가로 유명했던 17세기 프랑스의 태양왕 루이 14세Louis XIV는 당시 심한 치질을 앓고 있었는데 온갖 방법에도 치질이 낫지 않자

이발사 샤를 프랑수아 펠릭스에게 치료를 명령했고, 그는 여러 가지 생체 실험과 연구를 통해 수술 도구를 개발함으로써 왕의 병을 낫게 했다고 합니다. 이후 프랑스에서 천대받던 외과는 정식으로 대학의 과목으로 격상되었고, 일반 이발사가 아닌 전문 외과 의사의 일로 자리 잡게 되었다고 합니다. 결과적으로 치질이 외과학의 부흥을 이끌었던 셈입니다.

치질은 역사의 승자와 패자를 바꾸기도 했습니다. 세계를 호령했던 나폴레옹Napoléon Bonaparte 시대가 몰락하게 된 결정적 계기는 1815년 워털루 전투Battle of Waterloo입니다. 전투 초반 프랑스 군대는 영국, 네덜란드, 프로이센 연합군을 격파해 나가며 결정적인 승기를 잡았으나, 나폴레옹의 치질 때문에 마지막 공격을 미루게 되는 실수를 범합니다. 치질의 통증으로 전전긍긍하던 나폴레옹은 마지막 순간 적시적소에 군사를 쓰지 못했고, 통증을 줄이기 위해 먹은 아편으로 판단 장애까지 겹치며 결국 전쟁에서 패하게 됩니다. 이 전투로 나폴레옹은 완전히 몰락하게 되고, 길었던 나폴레옹의 전쟁은 종식됩니다.

치질에 걸린 유명인사들도 많습니다. 앞서 언급한 나폴레옹과 루이 14세를 비롯해 많은 역사적 인물들이 이 병으로 고생했습니다. 어쩌면 지금도 수많은 정치인, 기업인, 연예인들이 이 병으로 고생하고 있을지도 모릅니다. 바쁘고 스트레스를 많이 받는 직업일수록 이 병에 걸릴 확률이 아주 높으니까요.

징비록懲毖錄을 쓴 조선의 문인 류성룡柳成龍은 치질 때문에 궁에 나가 일을 보기가 어려울 정도였다고 합니다. 선조가 하사한 약재를 먹었다는 기록도 있습니다. 프리드리히 니체Friedrich Wilhelm Nietzsche가 평생 동안 병마와 싸워 온 것은 잘 알려진 사실인데, 여러 질병 중에서도 특히 치질 때문에 고통스러워 했다고 전해집니다. 그의 연인 루 살로메Lou Andreas-Salomé와 사귈 당시에도 치질 통증 때문에 데이트 도중에 계속 자세를 바꾸는 습관이 있었다고 합니다. 우리에게 친근한 39대 미국 대통령이자 2002년 노벨 평화상 수상자인 지미 카터Jimmy Carter도 1984년에 치질 수술을 받은 사실이 공개되며 언론의 주목을 받았습니다.

스타들도 예외는 아닙니다. 메이저리그 통산 3천 안타의 전설적인 타자로 명예의 전당에 헌정된 조지 브렛George Brett은 치질 통증으로 1980년 월드 시리즈에 출전하지 못했다가 응급 수술 후 겨우 게임에 합류했습니다. 인기 예능 프로그램 무한도전이 장안의 인기를 모으던 시절, 멤버 중 절반이 치질 환자였다는 루머가 돌았습니다. 소문의 진위는 알 수 없지만, 눈코 뜰 새 없이 바쁜 스케줄을 소화하다 보면 이 병에 걸릴 확률이 높아진다는 것은 틀림없는 사실입니다.

이렇게 오랫동안 인간의 역사와 함께해 온 질병인 만큼, 환자 수가 많은 것은 당연하게 보일지도 모릅니다. 하지만 오랜 시간 사라지지 않고, 아니 사라지기는커녕 점점 확산되는 이유는 다른 데 있습니다.

3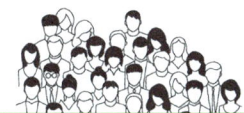

첫 번째 질문 :

코로나보다 환자 수가 많다고요?

지금부터 두 가지의 질문을 통해 치질이란 질병의 정체에 대해 알아보려고 합니다. 근본적이면서도 직관적인 접근 방식으로 말이죠.

첫 번째 질문 왜 치질 환자의 숫자는 점점 늘어날까요?

인류사에서 대부분의 치명적인 질병들은 의학 기술의 발달과 함께 정복되어 왔습니다. 천연두, 홍역, 결핵, 페스트, 에이즈 등 당시에는 치명적인 질병들도 시간이 지나면서 치료 방법이 개발되고, 인류는 죽음의 공포로부터 해방되었습니다. 코로나 등 치명적인 신종 바이러스들 역시 백신과 치료제들이 신속하게 개발되고 보급되었습니다.

 사실 치질은 인류를 구원할 신약 개발이 필요할 정도로 무서운 질병이 아닙니다. 바이러스처럼 감염과 전파가 되지도 않습니다. 그런데 치질은 수천 년이 지난 질병인데도 왜 여전히 지구상의 절반이 걸릴 만큼 인간을 지배하고 있을까요? 그리고 여전히 우리는 근원적인 예방법과 치료제를 찾지 못하고 있는 것일까요?

 인류 역사상 가장 오래된 질병 중 하나인 치질은 정복되기는커녕 현대사회로 올수록 더욱 만연하고 있습니다. 현대 사회의 치질 발병률은 놀라울 정도입니다. 게다가 점점 증가하고 있습니다.

 통계에 의하면 한국의 치질 환자 수는 매년 약 2.7%씩 증가하고 있고, 총 환자 수는 연간 80만 명 이상을 헤아린다고 합니다. 특히 50대가 넘으면 두 명 중 한 명이 병에 걸릴 정도로 보편적 질병으로 자리 잡았습니다. 최근 한 조사에 의하면 국민의 무려 75%가 경험했다고 보고되었을 정도이니 그 추세는 놀라울 정도입니다. 현대 한국 사회를 대표하는 병이라 불러도 무리가 없습니다.

 치질의 환자 수를 코로나 바이러스 확진자 수와 비교해 보면 얼마나 많은 사람이 이 병에 걸리는지 가늠해 볼 수 있습니다. 2019년 발생해 전 세계를 마비시킨 코로나 바이러스의 한국 누적 확진자 수는 최초 통계 집계일 이후 약 2년 만에 80만 명을 넘어섰습니다. 이에 비해 치질 환자는 매년 80만 명 정도가 발생합니다. 거의 두 배 정도 많은 숫자입니다.[1] (코로나 확진자 수는 2020년 1월 22일 집계를 시작한 시점

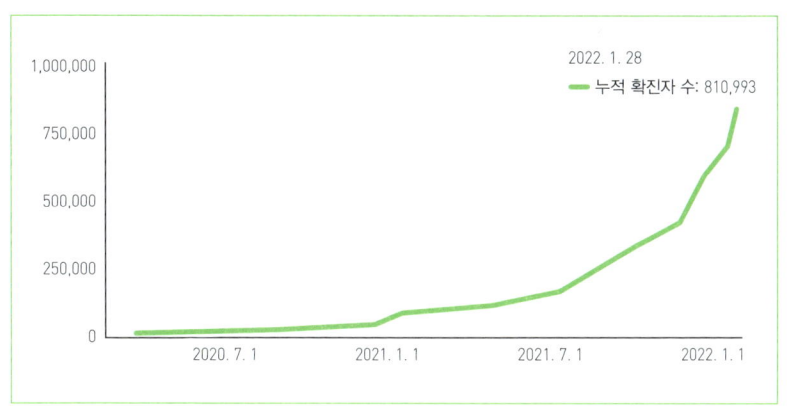

■ 한국의 코로나19 확진자 추이(출처: 질병관리청, https://coronaboard.kr)

을 기준으로 만 1년인 2021년 1월 22일까지 누적 확진자 수 7만 4253명, 만 2년째인 2022년 1월 22일까지 누적 확진자 수는 72만 6181명이었습니다. 2022년 1월 29일 기준으로 81만 993명을 기록하며 80만 명을 돌파하게 되었습니다. 출처: 질병관리청, https://coronaboard.kr/)

다른 국가의 사정도 크게 다르지 않습니다. 북미나 유럽의 경우도 성인 인구 중 약 70~80%가 살면서 한 번은 치질을 경험한다고 합니다. 이 정도라면 국민 대표 질환을 넘어 세계 대표 질환의 타이틀을

---

1 본 통계는 최초 코로나 발병에 대한 통계 집계 이후 2년간의 데이터임을 밝힙니다. 코로나 환자 데이터는 기간을 어떻게 잡는가에 따라 많은 변수가 생길 수밖에 없는데, 발생 2년 이후 한국은 대규모 확산 사태를 경험하게 되면서 확진자 숫자는 급증했고, 그 이후 다시 엔데믹 국면으로 들어가면서 감소세로 전환했습니다.

가져도 될 정도입니다.

　이렇게 우리의 상식을 뛰어넘는 통계 값을 보이는 이유는 발병 초기에 증세가 없는 치질 환자가 많으며,[2] 아직 중증으로 발달하지 않고 경증 단계에 머물고 있어 본격 치료를 미루고 있는 환자들이 많기 때문입니다.

　더욱 중요한 점은, 이처럼 드러난 환자 숫자도 많지만 드러나지 않은 환자 숫자가 훨씬 많다는 사실입니다. 치질은 가벼운 증상만을 일으켰다가 일시적으로 지나가는 경우도 흔합니다. 컨디션이 좋지 않을 때 잠시 발생했다가 다시 원상 복귀되는 경우입니다. 반면 자각 증세가 없는 상태로 오랜 기간 잠복해서 본인이 느끼지 못하는 경우도 많습니다.

　전문가들은 이처럼 통계에 잡히지 않는 '숨은 환자'가 엄청난 규모가 될 것으로 추정합니다. 1~2도 단계의 경증이면서 남에게 털어놓기 민망하거나 수술이 두려워서 본격적인 치료를 차일피일 미루는 환자들의 규모가 상당하다는 것입니다. 통계적으로 치질은 여성이 남성보다 많이 걸리는데, 젊은 여성들의 경우 드러나지 않은 환자 수는 더욱 많습니다. 그리고 무리한 학습량으로 인해 십대 청소년 환자도 가파르게 증가하고 있습니다. 치질은 시간이 지날수록 남

---

[2] 흔히 암치질이라 불리는 내치핵의 경우 통증을 못 느끼는 치상선 내부에 위치하고 있어 출혈이나 자각 증상을 느낄 때까지 많은 시간이 소요됩니다.

녀노소와 무관하게 전 인구계층으로 확산되는 추세에 있습니다. 이렇게 경증과 무자각 증상의 환자까지 포함하면 한국인의 80~90%가 평생에 한 번 이상 치질을 경험한다고 추정됩니다. 감기나 충치에 비견될 만큼 흔한 질병입니다.

그렇다면 치질이란 질병이 줄지 않고 계속 확산되는 이유는 무엇일까요?

우선 첫 번째 이유는 노화老化에서 찾을 수 있습니다. 우리 몸에서 생리학적인 노화의 시점은 생각보다 빨리 오는데, 약 30세를 지나면서 노화 현상이 시작됩니다. 그리고 혈관 역시도 노화의 과정을 같

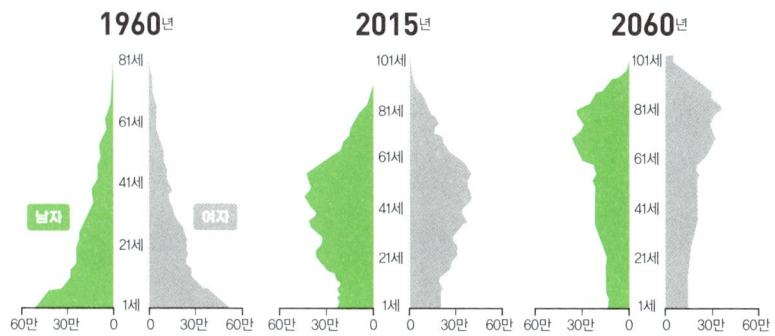

■ 통계청이 예측한 한국 사회 연령별 인구 구조
2060년이 되면 노인 인구 비중이 압도적으로 높아지게 되는데, 결국 치질 환자 숫자도 이에 비례해 더욱 증가할 것으로 예상된다.

이 겪는데, 동의보감에서는 이런 현상을 "혈관은 사람과 함께 늙어 간다"라고 설명합니다. 치질은 일종의 하지정맥류下肢靜脈瘤로서 혈류 장애 질환입니다. 즉 중년을 지나며 혈관의 노화가 빨리 진행되고, 특히 하체의 혈액 순환에 장애가 발생할 경우 치질의 발생 확률은 크게 높아집니다.

한국 사회는 이미 급속한 노령화의 단계로 접어들었습니다. 베이비 붐 세대를 비롯한 노령화 인구의 대량 증가와 밀레니엄 이후의 급격한 출산률 저하로 한국의 역피라미드형 연령별 인구 구조는 당분간 개선이 불가능합니다. 통계청에 따르면 우리 사회의 노령화 속도는 점점 빨라져 2060년에 접어들면 인구 10명 중 4명이 노인인 세상이 된다고 합니다.[3] 결국 한국의 치질 환자 비율은 미래로 갈수록 확대될 가능성이 매우 높습니다.

치명적인 것은 치질이 노화에 동반된 각종 성인병들과 함께 찾아온다는 사실입니다. 치질은 대표적인 성인병인 고혈압, 당뇨병 등과의 합병증 비율이 상당히 높습니다. 그래서 질병 분류법에서는 치질을 중년 이후 발병하는 대표적인 성인병으로 분류하고 있습니다.

광범위한 치질 확산의 두 번째 이유는 사회의 구조적인 모순점과

---

[3] 2016년 3월 23일 발표된 통계청 한국의 사회 지표 보고서에 따르면, 2060년이면 1~14세 유소년 인구는 447만 명으로 전체 인구의 10.2%에 불과한 반면, 65세 이상 고령층 인구는 1763만 명으로 전체 인구의 40.1%로 유소년 인구의 약 4배가량 됩니다.

밀접하게 관련되어 있습니다. 전 지구적으로 경제 성장은 둔화되고 있는 반면 경쟁은 심화됨에 따라, 남녀노소를 막론하고 치열한 경쟁 환경에 치여서 점점 고단한 삶을 살고 있습니다.

청소년들은 극심한 학습량으로, 청년층은 일자리 부족으로, 중장년층은 실직과 소득 부족으로, 노인층은 빈곤한 노후 경제 문제로 어느 누구 할 것 없이 모든 사람들이 육체적, 정신적 스트레스를 호소하고 있습니다. 어떤 측면에서 보면, 치질은 겉은 풍요로워 보이지만 실제로는 고통을 겪고 있는 현재 우리 생활상의 단면을 상징적으로 드러내는 질병으로 볼 수 있습니다. 아울러 남성들은 과음, 만성 피로와 운동 부족, 여성들은 불규칙한 식사, 다이어트 등으로 인한 변비, 운동 부족, 생리, 임신 등이 겹치며 발병의 가능성을 더욱 높이고 있습니다.

모든 세대가 정신적, 육체적으로 고단하다는 것은 모든 세대가 치질의 위험에 노출되어 있다는 얘기입니다. 실제로 치질 환자의 나이는 중장년층에 머물지 않고 갈수록 어려지고 있습니다. 20~30대 젊은 층까지 확산되는 현상은 무척 우려스러운데, 젊은 층에서도 20대 여성의 환자 비율이 높습니다. 그리고 치질은 이제 10대 청소년 층에까지 침투했습니다.

성장기를 겪고 있는 중고등학생들에게 새벽부터 자정까지 이어지는 과도한 학습량과 일과표는 체력을 고갈시킬 뿐 아니라 정신적 스트레스도 주지만, 운동량은 한참 모자라게 만듭니다. 성인병인 치질이 청소년층에까지 확산된 원인은 바로 이런 왜곡된 생활 환경입니다. 치열한 경쟁 사회의 이면에서 드러난 청소년들의 건강 문제라 더욱 안타깝습니다.

어떤 치질 환자분이 "내가 치질에 걸린 이유는 남들보다 더 오랜 시간 일했고, 더 많은 스트레스를 받아가며 일했기 때문입니다. 내 병은 내 고단한 노동의 증거입니다"라고 하신 말이 기억납니다. 실제로 대부분의 경우 치질은 과로와 만성 피로, 스트레스, 변비, 소화 불량 등 과도한 노동과 이로 인한 우리 몸의 균형점이 무너지면서 발생합니다.

우리는 몸이 으슬으슬하면서 컨디션이 떨어지는 감기의 초기 증상이 왔을 때, 따뜻한 차를 마시고, 목욕을 하고, 충분한 수면을 취하는 등 '자기 주도적인 초기 치료'를 합니다. 본능적이고 습관적으로 몸의 밸런스를 맞추려는 자기 치료 행위입니다. 하지만 불행하게도 치질은 초기에 자각 증상이 없거나, 무심코 넘기는 경우가 태반이라 이런 식의 자기 주도적 초기 치료 시점을 놓치는 경우가 많습니다.

치질은 우리 몸의 밸런스를 맞춰 주는 것만으로도 100% 치료와 예방이 가능한 '통제 가능한' 질병입니다. 따라서 치질은 고단하고 힘든 현실에서 우리의 몸을 잘못 관리했을 때 걸리는 '생활습관 질병'으로 정의됩니다. 병의 원인이 세균이나 바이러스가 아닌 우리 자신에게 있다는 뜻입니다.

4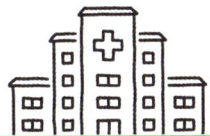

두 번째 질문 :

치질=수술 등식은 참일까?

앞에서 치질이 아주 오래되고 단순한 질병임에도 불구하고 현대사회로 오면서 환자수가 확대되는 현상과 이유를 얘기했습니다. 하지만 치질이란 질병이 가진 이상하고 모순된 점은 이것만이 아닙니다. 또 하나의 문제는 치질과 수술이 늘 등식으로 연결된다는 사실입니다. 왜 그럴까요?

<u>두 번째 질문</u> 왜 치질에 걸리면 대부분 수술을 하는 걸까요?

치질의 치료 방법이 여전히 환부를 절개하는 과거 방식의 외과 수술에 머물러 있다는 점은 심각한 문제가 아닐 수 없습니다. 선진국에 비해 비정상적으로 높은 한국의 치질 수술 비율은 대표적인 과잉

진료 사례입니다. 아마도 주변에서 치질 때문에 아파서 병원에 갔는데 진료 첫날 바로 수술을 했다는 경험담을 들어보신 적이 있을 겁니다.

치질은 우리나라에서 백내장 수술 다음으로 많은 외과 수술을 하는 병이며, 우리나라의 치질 수술 비율은 미국과 비교할 때 열 배 이상 높습니다.[4] 북미, 유럽 등 선진국과는 비교가 되지 않는 수치입니다. 국제적으로 통용되는 기준에 따르면, 치핵 환자의 약 90% 정도는 수술을 받을 필요가 없습니다. 미국의 성인 치질 발생률은 한국과 유사하지만 수술 비율은 비교가 안 될 정도로 낮습니다. 미국의 경우, 환자 10만 명당 수술 비율이 37.2명인 반면 우리나라는 488명으로 무려 13배에 달합니다.[5]

이렇게 높은 수술 비율은 의료계의 고질적 병폐로 지적되어 온 과잉 진료의 그늘을 보여 주는 사례입니다. 동시에 환자 본인의 자기 결정권을 바탕으로 최적의 치료 방법을 선택하지 못하는 현실을 보여 주는 일이기도 합니다.

---

[4] 2016년 기준으로 한국인의 수술 빈도 1위는 백내장으로 36만 건, 2위 치질은 19만 건, 3위 제왕절개는 17만 건입니다. 2018년 조사한 한국인의 관심이 높은 수술에서도 1위 백내장(592,191건)에 이어 2위 치질(179,073건)로 같은 순위를 나타냈습니다. (출처: 국민건강보험공단)
[5] 미국 정부 산하 의학 통계 사이트 HCUP(Health Care Cost and Utilization Project)와 한국국민보험공단의 2012년 발표 내용

무분별한 외과 수술의 또 다른 문제점은 수술이 근본적인 치료법이 아니라는 점입니다. 치질 수술이란 병이 발생한 부위인 환부患部에 해당되는 덩어리지고 늘어난 근육과 혈관 조직을 제거하는 치료법입니다. 하지만 이 방법은 밖으로 드러난 질병의 겉모습을 잘라 버리는 일이지 병의 근본 원인을 제거하는 일은 아닙니다. 눈으로 보이는 환부는 제거되겠지만, 그 환부를 만든 근본 원인은 여전히 제거되지 않은 채 우리 몸속에 남아 있습니다. 이렇게 근본 원인이 제거되지 않은 상태라면 수술 이후 재발 가능성은 높아질 수밖에 없습니다.

더욱 문제인 것은 이렇게 잘려나간 항문관 조직은 원래대로 재생되지 않는다는 사실입니다. 외과적 절제 수술로 한 번 잘라낸 부위는 이후에 복원되지 않고 그 상태로 평생을 살아야 합니다. 잘려나간 부분에는 근육, 혈관, 림프관, 점막, 신경 등 여러 종류의 조직이 함께 있는데 다시 원형으로 복원 재생되지 않습니다. 나이가 들면 잘려나간 항문 괄약근의 힘이 약해지고 배변이 새는 변실금便失禁이 생길 수도 있습니다.

치질 환자의 대부분은 내치핵內痔核인데, 큰 치핵이 3~4개 정도, 크기가 작은 것이 3~4개 등 총 6~8개의 치핵痔核이 있는 경우가 많습니다. 수술을 하면 보통 가장 문제가 되는 큰 치핵 1~2개만을 제거하는데, 현실적으로 모든 치핵을 잘라내지는 못합니다. 많은 부작용을 초래할 수 있기 때문입니다. 여러 군데 자리 잡은 치핵을 모두 제거하면 절개 부위가 많아져 항문관이 축소될 수밖에 없고, 탄력성도 줄어들면서 항문 협착증이 올 수도 있습니다.

반면 치질의 원인은 몸속에 그대로 남아 있기 때문에 제거되지 않은 다른 작은 치핵들이 다시 자라면서 병이 재발될 수 있습니다. 결국 성급한 수술은 몇 개의 환부를 도려냄으로써 일시적인 고통은 줄여주지만, 막상 병의 근본 원인은 제거하지 못합니다. 병의 재발 위험성은 남아 있는 반면 잘려나간 조직은 재생되지 않는 결과를 낳게 되는 겁니다.

치핵은 항문관의 일부 근육과 혈관이 탄력을 잃고 뭉쳐서 덩어리진 것이 지구의 중력에 이끌려 아래쪽으로 처지고 일시적으로 생리 활성이 떨어진 상태를 말합니다. 완전히 못쓰게 되어서 제거해야 할 대상은 아니고 고쳐서 사용할 수 있는 우리 몸의 일부입니다. 우리 몸에서 항문 점막은 2~3개월 주기로 재생되는데, 이 기간 동안 좋은 생활습관을 지켜나가면 기존의 손상되고 낡은 항문 점막 대신 새롭고 건강한 항문 점막으로 바꿀 수 있습니다.

우리 사회의 치질 치료가 진일보하지 못했던 원인 중 하나를 병원과 환자 모두로부터 발생된 구조적인 문제로 보는 시각도 있습니다. 의료 서비스의 공급과 수요가 가진 각각의 개별적이고 구조적 원인들이 엉뚱하게도 함께 치료 방법의 개선을 막는 방향으로 작동해왔다는 주장입니다.

병원의 입장에서 보자면 치질의 임상학적 가치가 높고 이에 따른 충분한 전문의 숫자와 연구개발 자원이 확보되었다고 보기 어렵습니다. 따라서 새로운 치료법에 대한 투자와 연구개발은 지체될 수밖에 없는데, 특히 환자 숫자가 초과되는 상황에서는 제한된 의료 인력으로 개별 환자 케이스 중심의 세밀한 치료 관리보다는 상대적으로 빠르고 표준화된 기존의 수술 관행에 머물 수밖에 없습니다.

환자의 입장에서는 엄청난 고통과 불편함이 수반되는 가장 참기 힘든 수준의 질병이기 때문에 올바른 치료법보다는 신속한 치료법을 선호합니다. 시간적인 손실과 물리적인 고통을 최대한 줄이기 위해서라도 개선된 치료법에 대한 탐색보다는 기존의 치료법으로 상황이 빨리 종결되길 바라는 것입니다.

이와 같은 시장과 효율성의 논리로만 해석하자면, 의료 시장의 공급자와 수요자 모두 주어진 환경 속에서 기회비용을 최소화하고 효용을 극대화하는 선택을 해 왔다고 할 수 있겠지만, 결국 치질 치료법의 혁신과 발전을 막는 일종의 시장 딜레마가 존재했던 셈입니다.

사실 치질은 의사들에게 애매한 질병입니다. 일단 기피 분야인 탓에 전공 의사의 숫자가 많지 않으며, 의학적 가치가 낮은 질병으로 인식되기도 합니다. 대부분 외과 수술은 경제적인 측면에서도

---

6   2012년 7월, 치질을 비롯한 맹장, 탈장, 백내장, 편도, 제왕절개, 자궁 제거 등 7개 질환의 입원 진료에 대한 포괄수가제를 본격적으로 확대 시행했을 때도 대한의사협회 등 의료공급 단체들은 의료수가가 원가에 미치지 못한다고 포괄수가제에 대한 반대 입장을 밝혔습니다.

수익성이 낮습니다.[6] 환자 입장에서 치질은 일상을 유지하기 어려울 만큼 고통스럽고 민망해서 타인과 공유하기 어렵기 때문에 자연스럽게 치료와 관련한 정보 유통이 제한됩니다. 좋은 치료법이 있더라도 제한적으로 정보가 유통되기 마련입니다. 이런 이유로 전문가들은 치질이 정보의 비대칭성이 가장 높은 질병 중의 하나라고 지적합니다.

앞서 첫 번째 질문에서 설명했듯이, 치질은 현대사회로 오면서 국민 둘 중 하나가 걸리는 대표적인 현대 질병으로 크게 확산되고 있는 상황인 데 반해, 의료 서비스에서는 수요자와 공급자 모두에게 무관심의 대상이 되어 온 탓에 개선과 혁신보다는 정체와 퇴행의 영역에 머물러 있는 안타까운 상황입니다.

다행히 최근 들어 긍정적인 현상은 환자들이 과거처럼 치질에 걸렸을 경우 초기에 무조건적인 외과 절개 수술을 하는 비율이 조금씩 감소하고 있다는 점입니다. 의학계에서도 여러 가지 비수술 치료법들을 개발 중인데, 고무결찰요법을 비롯한 경화요법, 냉동요법, 적외선 응고요법, 온열요법 등 다양한 임상실험을 진행하고 있습니다.

또한 최근 몇 년 사이 먹는 치질약과 바르는 치질약 등 제약 시장에서의 신약 출시 노력들도 늘고 있습니다. 하지만 걱정스러운 점은 치질 치료제 일반약의 시장 규모가 연간 8억, 치질 연고류 시장은 이보다 큰 연간 27억 규모로서, 다른 약품 소비량에 비해 상대적으로 미미해 향후 수요의 증가가 뒷받침되지 않는다면 지속적인 연구

개발이 어려울 수도 있다는 점입니다. 이렇게 일반약품 시장이 커지지 않는 원인 중 하나는 비수술 치료에 대한 인식 부족 때문입니다. 몇 년 전 약 1천 명을 대상으로 한 조사(코리아리서치)에서, 응답자의 86%가 치질약에 대한 인식이 전혀 없다고 답했습니다. 여전히 치질의 비수술 요법에 대한 인식은 크게 부족한 상황입니다.

이런 현상들은 하나의 연결고리를 만들고 있는 것으로 보입니다.

> 환자의 비수술 치료에 대한 인식 부재 → 시장 수요의 제한 → 비수술 치료에 대한 R&D 투자 축소 → 비수술 치료 혁신 지체 → 환자의 수술 의존도 심화

이것이 바로 악순환의 고리입니다. 이렇게 수요와 공급 측면 모두에서 막혀 있는 치질 치료의 혁신을 위해서는 악순환의 고리를 끊어야 하는데, 결국 시장에서 어떻게 수요가 만들어질 것인가가 핵심이 될 듯합니다. 창의적이고 혁신적인 치료법과 약품이 병원이나 제약회사로부터 공급되면서 수요를 창출하는 방법도 있고, 반대로 수요시장에서 퇴행적인 치료법을 거부하고 혁신 서비스를 요구하는 방법도 있을 것입니다.

5

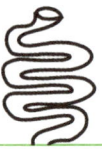

4센티미터
지도

지금 우리는 새로운 치료법을 발견하기 위한 여정 journey을 막 시작했습니다. 길을 찾고 원하는 것을 발견하기 위해서는 좋은 지도가 필요합니다. 우리에게 필요한 지도는 4센티미터밖에 안 되는 작은 것이기 때문에 간단하게 살펴보고 길을 떠나도 충분합니다. 우선 우리는 이 작은 항문관 안에서 어떤 일이 일어나는지를 살펴보고, 그 다음 몇 가지 다른 종류의 치질에 대해서도 알아보겠습니다.

치질은 항문관anal canal에서 발생하는 질병입니다. 한마디로 항문관에 염증炎症과 울혈鬱血이 생기고 정맥류가 엉켜서 치핵 덩어리가 생기는 증상입니다. 항문관은 길이가 약 2.5~4센티미터에 불과하지만, 우리 몸에서 가장 예민한 기관 중 하나입니다. 크기가 작지만, 조그만 자극에도 쉽게 영향을 받는 아주 예민한 녀석입니다. 소화기관의 말단인 대장과 항문 사이에 위치해 있어서 여러 종류의 자극에 영향을 받을 수밖에 없어 고장이 자주 납니다. 매년 수십만 명의 환자를 만들어낼 만큼 예민한 부위입니다.

항문은 소화기관에 속하며, 이 소화기관의 가장 끝에 위치해 있습니다. 소화기관은 식도, 위장, 십이지장, 소장, 대장, 항문으로 이어져 있습니다. 대장은 다시 맹장, 상행결장, 횡행결장, 하행결장, S상

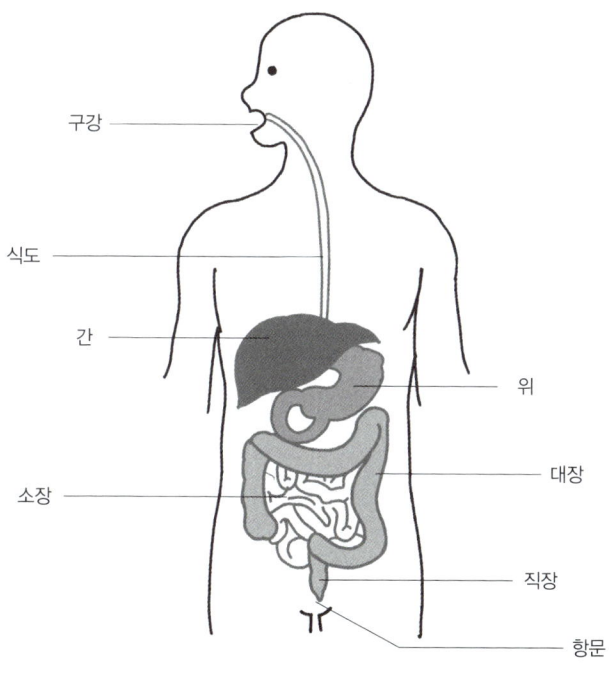

사람의 소화기 구조

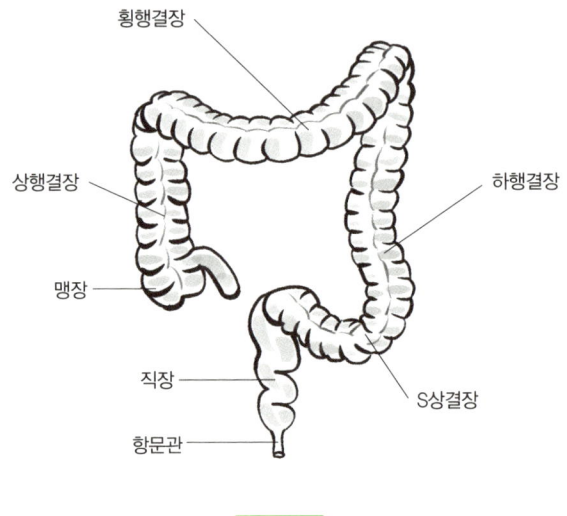

배변 기관 구조(S상결장, 직장, 항문)

결장, 직장으로 나뉘고 직장에서 항문까지 연결됩니다. 여기서 배변에 관여하는 부분은 S상결장과 직장, 항문입니다.

 항문관은 항문점막이 겉을 감싸고 있습니다. 마치 프라이팬 표면에 코팅이 되어 있듯이 항문점막이 항문관을 보호해 주고 있는 겁니다. 매일 독성을 가진 대변이 항문관을 통과해도 항문관에 염증이 생기지 않는 이유가 바로 이 항문점막에 있는 수많은 림프구가 국소 면역 기능을 제공하기 때문입니다.

 문제는 바로 우리 몸의 면역력이 떨어질 때입니다. 이 경우 항문점막의 림프구 숫자는 급격히 떨어집니다. 그리고 예민해지고 약해진 항문관은 독성물질과 세균에 쉽게 공격당하고, 결국 염증이 생기고 치질이 생기게 됩니다. 예를 들어 딱딱하고 울퉁불퉁한 변비 때문에 항문관이 상처를 입거나, 설사나 음주로 항문관에 상처와 염증이 생긴다면 바로 치질이 시작되는 겁니다. 이처럼 가벼운 치질이 발생하기는 아주 쉽습니다. 본인이 발병한 사실을 자각하지 못한 채 지내다가 몸의 컨디션이 정상을 회복하는 순간 자연 치료가 되는 경우도 많습니다. 진짜 문제가 되는 시점은 만성화의 단계로 접어들 때입니다.

항문관에서 병이 일어나는 다른 이유는 혈액순환 장애입니다. 우리 몸은 여러가지 이유로 혈액순환 장애가 생깁니다. 이런 혈액순환 장애가 하체 쪽에서 생길 때 항문관 주변에는 울혈이 생길 가능성이 높아집니다.

항문관 주변에 혈액순환 문제가 생기면 이미 발생한 상처와 염증이 낫지 않고 점점 악화됩니다. 그리고 항문 쿠션이 탄력을 잃으며 여기에 정맥류가 엉겨서 울혈과 염증이 장기화되면 치핵 덩어리가 커지면서 항문 밖으로 튀어나오는 중증의 단계로 접어듭니다.

흔히 네 발로 걷는 동물은 치질에 걸리지 않는다고 합니다. 심장과 항문의 위치가 수평을 이루어 항문 조직에 피가 고이지 않기 때문입니다. 반면 사람은 항문이 심장보다 낮은 위치에 있어 항문에서 심장으로 피를 순환시키기 위해서는 중력의 법칙을 거스르는 힘이 필요합니다. 나이가 들고 혈액순환이 제대로 되지 않아서 항문 주변의 피가 심장으로 올라가지 못하고 머문다면 피가 고이게 됩니다. 더욱이 몸의 상체가 가진 무게가 항문에 쏠리기 때문에 피가 고이기 쉽습니다. 이렇게 제대로 혈액순환이 되지 않고 항문관과 그 주변에 피가 모이면 치질에 걸리기 딱 좋은 상황이 되는 겁니다.

예민한 항문관은 노화도 빨리 진행됩니다. 대략 30세가 지나면 항문관의 기능은 서서히 떨어지며 탄력을 잃기 시작합니다. 그래서 작은 자극에도 쉽게 상처받고, 자기 회복력도 떨어집니다. 항문 쿠션 조직도 기능이 약화되기 시작합니다. 배변 장애 같은 문제가 생길 경우 정맥 혈관에 혈액이 고이고, 항문 쿠션은 약해져서 처지게 되는데 바로 이것들이 치핵이라 불리는 치질 덩어리가 됩니다. 증상이 심해지면 치핵은 더욱 처져서 항문 밖으로 나오고, 늘어지고 얇아진 혈관은 압력으로 쉽게 터져서 피가 나는 출혈성 치질이 됩니다.

중요한 점은 원래 치핵은 정상적인 우리 몸의 한 부분이었다는 사실입니다. 배변을 할 때 항문의 괄약근을 보호해 주고, 평상시에는 항문이 완전히 닫힐 수 있도록 도와주는 역할을 하는 혈관과 결체조직connective tissue으로 이루어진 일종의 '쿠션cushion' 조직입니다. 원래는 정상 조직이었던 것이 배변 장애, 스트레스, 식이요법 실패 등 여러 가지 일상의 나쁜 습관 때문에 나쁜 조직으로 변해서 사람을 괴롭히게 된 것입니다. 원래의 정상 세포가 암세포로 변하듯이, 바이러스 같은 외부 인자가 아닌 우리 몸의 정상 조직과 세포가 우리의 잘못된 관리로 인해 나쁜 조직으로 변해서 우리를 괴롭히는 것입니다. 영화 속에서 사람들을 공격하는 좀비들이 원래는 우리와 똑같은 인간이었던 것처럼 말입니다.

항문관의 다른 부분들도 있는데, 저런 것들도 있구나 정도로 이해하고 넘어가시면 됩니다. 항문소는 치상선의 함몰된 곳에 위치한

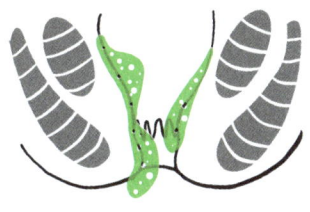

치핵
항문 주변의 혈관과 결합 조직 등이
덩어리를 이루어 돌출되고 출혈을 일으키는 질환

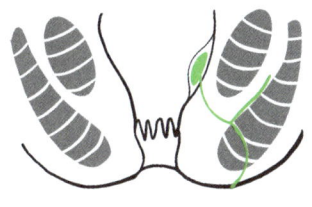

치루
농양 염증으로 인해 분비물이 나오는 질환

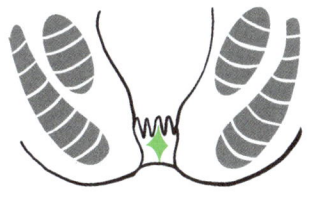

치열
항문선이 파열되어 통증과 출혈이 생기는 질환

다양한 항문 질환

4~8개의 샘으로, 미끄러운 액체를 분비해서 딱딱하고 건조한 대변이 쉽게 통과할 수 있도록 도와줍니다. 괄약근은 두 부분으로 나뉩니다. 항문관 안쪽은 내항문 괄약근인데, 우리의 의지로 조절할 수 없는 근육이고 자율신경계가 지배하여 심장처럼 스스로 움직입니다. 생명이 유지되는 한 스스로 작동해 대변이 새어 나오지 못하게 막는 역할을 합니다. 반대로 항문 바깥쪽은 외항문 괄약근인데, 바로 이곳이 우리가 힘을 주어서 변을 나오게 하거나 또는 설사를 참을 수 있는, 즉 의지가 통하는 부분입니다.

치질痔疾이란 치질 치痔와 병 질疾 두 글자의 조합입니다. 한자의 뜻만으로는 그 어원을 정확히 알 수 없지만, 평상시에 우리는 치질이란 단어를 항문 안과 밖에 생기는 여러 종류의 질병을 통칭해서 부를 때 사용하고 있습니다. 하지만 보다 정확한 기준으로 구분하자면 치질은 크게 세 가지 종류로 나눠서 부르는 것이 맞습니다. 항문의 혈관이 부풀어 생기는 치핵, 항문이 찢어지는 치열, 항문이 감염되어 고름이 생기는 치루가 그것입니다.

일반적으로 말하는 치질은 치핵을 의미합니다. 치핵은 다시 발병한 부위에 따라 내치핵과 외치핵으로 구분하는데, 대부분의 환자들이 내치핵에 속합니다. 내치핵은 암치질이라고도 불립니다.

이 글에서도 치질은 치핵을 의미하며, 특히 그중에서도 내치핵 환자를 주된 대상으로 하고 있습니다. 내치핵을 대상으로 하는 이유는 우선 가장 많은 치질 환자가 앓고 있는 병이기 때문입니다. 내치핵 환자 수는 갈수록 늘어나는 추세를 보이는 반면, 부끄럽고 민망하다는 이유로 혼자서 끙끙 앓기만 하는 숨겨진 환자들의 수가 특히 많아 도움이 될 만한 치료 정보가 필요하기 때문이기도 합니다.

두 번째, 내치핵은 비수술 치료와 보존적 치료conservation treatment만으로 완치 가능한 병이기 때문입니다. 치루, 외치핵과 같이 외과 수술이 필요한 치질도 있지만, 내치핵은 초기에 발견하고 치료한다면 거의 수술 없이도 말끔하게 나을 수 있습니다.

치질은 발병 부위와 증상에 따라 종류가 다양하기 때문에 배변 시 출혈과 통증이 나타난다고 모두 치핵으로 판단할 수는 없습니다. 특히 치질의 종류에 따라 그 치료 방법이 다르기 때문에 아래의 종류별 증상을 살펴보고 자신의 질환 유형을 먼저 정확하게 파악해야 합니다.

1. 치핵

치질 환자의 약 70~80% 정도가 치핵입니다. 이렇게 치질 환자의 대부분이 치핵이라서 우리는 평소 '치질=치핵'을 혼용합니다. 치핵痔核은 '항문 주위의 조직이 돌출되어 생기는 혹이나 덩어리'를 뜻합니다. 이 말 그대로 치핵은 항문에 생긴 혹 덩어리입니다. 하지정맥류 환자들을 보면 정맥이 울퉁불퉁 부은 것을 볼 수 있습니다. 이처럼 심장으로 흘러가야 할 혈류가 올라가지 못하고 정맥에 고이게 되면 정맥이 혹처럼 붇고 늘어지게 되는데, 이를 정맥류 질환이라 부릅니다. 치핵도 이런 하지정맥류 질환의 한 종류로서, 심장 쪽으로 흘러 나가야 할 항문 주위 정맥의 혈류가 정상적으로 흐르지 못하면서 생기는 질환입니다. 항문 조직 정맥층의 피가 흐르지 못하고 울혈이 생기면서 고이고, 항문 쿠션 등 주변의 조직이 붇고 늘어지고 게다가 출혈과 염증이 생기는 것이 치핵의 발생 과정입니다.

치핵은 정상적으로 존재하던 조직이 여러 가지의 스트레스 상황에서 부풀고 밀려 나오면서 출혈, 통증과 함께 무언가 덩어리로 만져지는 증상이 대표적입니다. 치핵의 혈관조직이 울혈로 인해 늘어

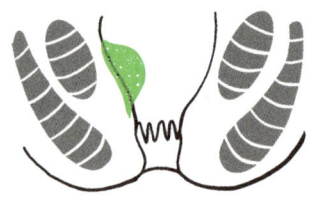

내치핵
내치핵은 치상선 안쪽에 생기는데,
자율신경계가 위치한 곳이라 초기에 통증을 느끼지 못한다.

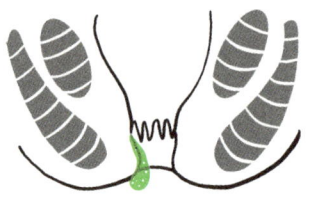

외치핵
외치핵은 치상선 바깥쪽에 생겨서 일반 피부처럼
체신경계를 통해 통증을 느끼게 된다.

내치핵과 외치핵의 차이

나고, 이와 함께 혈관조직을 지탱해 주는 결체조직들이 같이 탄력을 잃으면서 늘어나는 것입니다. 이렇게 약해지고 늘어난 조직은 쉽게 손상을 받아 출혈을 일으킵니다.

치핵은 발생한 위치에 따라 내치핵과 외치핵으로 구분됩니다. 항문 입구부터 항문 안쪽으로 2.5~3센티미터 들어가면 치상선齒狀線, dentate line이라는 부분이 있는데, 사람의 치아 모양을 닮아서 치상선이라고 부릅니다. 이 치상선은 항문관의 안과 밖을 나누는 기준선입니다. 즉 치상선을 기준으로 그 위쪽에 생기면 내치핵이라 하고, 그 아래쪽에 생기면 외치핵이라고 합니다.

통증 여부로도 내치핵과 외치핵을 구분할 수 있습니다. 내치핵은 자율신경계自律神經系가 위치한 치상선 안쪽에 있어 대부분 통증을 느끼지 못합니다. 반면 외치핵은 치상선 바깥쪽 즉 항문 바깥쪽에 있어 일반 피부처럼 체신경계體神經系를 통해 통증을 느끼게 됩니다.

이렇게 내치핵은 통증을 느끼지 못하기 때문에, 한참 병이 진행되고 난 후에 탈항과 출혈에 의해 뒤늦게 알게 되는 경우가 대부분입니다. 치핵이 발생한 초기에는 통증을 못 느끼다가, 증세가 악화되면서 항문에서 피가 보이거나 치핵이 몸 밖으로 나오는 탈항을 겪은 후에야 치질이 걸렸다는 것을 알게 되는 것입니다.

내치핵은 증상에 따라 1~4도로 구분합니다. 1~2도까지는 출혈 증세만 있거나 배변 시에 힘을 주면 치핵이 튀어나왔다가 배변을 마친 후에는 다시 항문 안쪽으로 되돌아갑니다. 하지만 내치핵이 점점 커지게 되면 커진 치핵 덩어리가 항문관을 압박해서 잔변감(대변이 남아 있는 느낌)을 느끼게 됩니다. 그래서 다시 배에 힘을 주고 배변을 시도하게 되는데 힘을 줄수록 치핵은 더 커지고 악화되는 악순환이 발생합니다.

2. 치열

치열은 항문이 찢어지는 증상입니다. 전체 치질 환자 중 치열 환자의 비중은 약 14% 정도 됩니다. 주로 20~30대에서 많이 발병하며, 임신, 다이어트 등으로 변비 환자가 많은 여성에게서 주로 발생하는데, 환자의 65%가 여성입니다. 치열은 변비가 주 원인인데, 변비로 울퉁불퉁하고 딱딱한 변이 항문관을 통과하며 항문관을 찢어 상처를 주면서 생깁니다. 주로 치상선 아래쪽의 항문 상피에서 잘 생깁니다.

치열은 배변할 때마다 출혈과 통증을 동반합니다. 하지만 치열은 외과 수술을 할 필요가 없습니다. 찢어진 부분을 약물로 치료하면서, 치열의 근본 원인인 변비를 치료하는 것으로 충분합니다. 다만 오래된 만성 치열의 경우 괄약근의 손상이 심해지고 항문협착증으로 인해 배변 자체가 어려운 단계에서는 수술이 필요할 수 있습니다.

3. 치루

치루는 항문에 화농성 염증이 생긴 것을 말합니다. 치루는 배변 활동을 원활하게 돕는 항문선(항문샘)에 세균이 침투해 염증과 고름이 생기는 병입니다. 치루 환자의 81%는 남성인데, 남성의 발병률이 여성에 비해 4배나 높습니다. 남성의 항문선이 보다 깊고 괄약근의 힘이 강해서 항문에 오염물질이 끼기 쉬운 신체의 특성 때문입니다.

치루에 걸리면 항문이 따끔하고 열이 나며 주위가 부어 오르게 됩니다. 이후 고름이 터지면 통증이 사라지는데, 문제는 이것이 치루의 시작이라는 점입니다. 치루는 잘못 방치할 경우 치루암으로도 발전할 수 있는 위험한 질병입니다. 따라서 전체 치질 환자 중 가장 비중이 작은 6%에 불과하지만 대부분의 경우에 치루는 발견 즉시 수술이 필요합니다.

4. 기타

치핵, 치열, 치루 이외에 다른 항문 질환도 있는데, 항문 피부증, 항문 실금, 항문협착증 등이 있습니다. 앞서 설명한 대로 항문관이 복잡하고 예민한 기관이라 발생 원인과 부위, 증상에 따라 여러 가지 형태의 질환이 존재합니다.

항문 피부증

항문의 피부병 중에 대표적인 것이 항문 소양증이며 심한 가려움과 불쾌감을 느낍니다. 원인은 항문 누공, 항문 열(찢어짐), 탈출된 치핵, 변실금으로 인해 항문 주변 피부가 청결하지 못한 것이 원인이 될 수 있고 진균증, 콘딜로마, 습진, 요충 등이 원인이 될 수도 있습니다.

항문 실금

항문 괄약근이 손상되었거나 체력이 너무 약해져서 항문을 오므리는 힘을 잃어서 대변을 참지 못하고 지리는 것을 말합니다. 본인의 의지대로 배변을 할 수 없게 됩니다. 무분별한 치질 수술의 부작용으로 많이 발생합니다.

항문 협착증

항문 괄약근의 손상으로 항문이 좁아져서 항문의 팽창과 수축 기능이 줄어들어 배변을 하기가 곤란한 것을 말합니다. 의료 시설이 부족할 때 치질 치료 목적으로 부식제 주사요법을 받는 등 잘못 치료한 경우에 올 수 있고, 치핵과 치루 수술을 여러 번 받음으로써 항문 괄약근이 너무 많은 손상을 입었을 때도 올 수 있습니다.

Chapter 02

치질은 왜 생길까?

1

동의보감의
진단

앞서 얘기한대로 치질은 인류 역사와 함께한 가장 오래된 질병 중 하나입니다. 고대 그리스부터 조선시대까지 많은 의학자들이 치질에 관한 연구를 했었습니다. 무려 기원전 기록에서부터 치질 역사의 흔적은 발견됩니다.

'세계 최초의 외과 교과서'라 불리는 기원전 1700년경 쓰여진 이집트 파피루스 문서에는 당시 여러 종류의 질병에 대한 치료법이 기록되어 있는데, 여기에 치질이 등장합니다. 그 당시 치질의 치료를 위해 아카시아 잎과 흙을 함께 빻고 구워내서 연고 형태로 만든 다음 고운 린넨천에 싸서 항문에 넣었던 치료방법이 기록되어 있습니다.

기원전 4~5세기 고대 산스크리트어로 쓰여진 의학과 수술에 관한 유명한 글인 수스루타 삼히타 Susruta Samhita 에서도 치질에 관한 기록들이 발견됐는데, 뜨겁게 달군 철제 도구를 이용해 치핵을 태워버리는 방법 등이 기록되어 있습니다. 이런 치료법은 이후에 발견된 히포크라테스의 치료법과 유사한데, 수스루타 삼히타는 치료 과정에서의 청결함을 강조했다고 합니다.

의학의 아버지인 히포크라테스Hippocrates도 치질을 치료하며 구체적인 방법을 기록했습니다. 기원전 460년 고대 그리스의 치료 기록에는 현대의 치료법과 유사한 내용이 등장합니다. 치핵을 바늘로 꿰서 두꺼운 실로 묶어두는 방법이 기록되어 있는데, 이는 현대의 고무밴드 결찰술과 비슷합니다.

기원전 129년에는 그리스 철학자이자 의학자인 갈레노스Galenus가 환자의 통증을 감소시키기 위해 동맥과 정맥의 연결을 끊는 치료법을 제안했고, 2세기 그리스 철학자이자 의학자인 켈수스Celsus는 현대 치질 치료에서 다루는 결찰과 절개의 개념들을 다루었다고 합니다. 서양의학에서 치질 치료법은 오래된 역사만큼 점진적 진화를 거듭해 온 모습을 보여주고 있습니다.

그렇다면 옛날 우리나라의 치질 치료는 어떠했을까요. 한국인이라면 모두가 아는 조선시대의 전설적 명의名醫 허준許浚 선생님도 당연히 치질을 치료하셨고, 그 기록이 동의보감에 남아 있습니다.

동의보감에는 치질의 원인과 치료법이 기록되어 있는데, 현대의학과 마찬가지로 치질의 원인을 나쁜 생활습관으로 정의하고 있습니다. 특히 무절제하게 먹고, 마시고, 놀고, 몸을 혹사하는 등의 다음

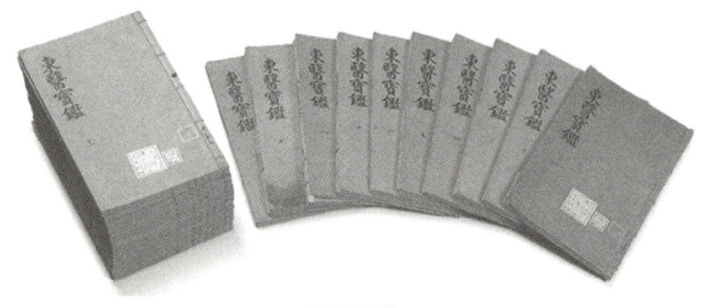

허준의 동의보감은 국보 제319호이자 유네스코 세계기록유산으로
중세 최고의 의학서이다. 내경편, 외경편, 잡병편, 탕액편, 침구편, 목차편으로
이루어져 있으며, 치질에 대해서도 상세하게 기록되어 있다.

과 같은 나쁜 생활습관이 치질을 부른다고 쓰고 있습니다.

음식을 적절히 조절해 먹지 못할 때(飮食不節 음식부절)
무절제한 음주와 성생활을 할 때(酒色過度 주색과도)
지나치게 몸을 혹사해서 일을 할 때(用力過度 용력과도)
기력이 없고 혈액순환이 제대로 되지 않을 때(氣血虛 기혈허)

이러한 나쁜 생활습관들이 우리 몸속에서 풍습조열風濕燥熱을 일으켜서 결국 치질이 생긴다는 것입니다.[7] 여기서 주목할 점은 동의보

---

7   동의보감 〈잡병편(雜病篇)〉에서는 "음식부절(飮食不節)하고 기거(起居)를 때맞추지 못하면 음(陰)이 병들고, 음이 병들면 오장(五藏)으로 들어가고, 오장으로 들어가면 배가 불러오르면서 대소변이 막힌다.(飮食不節, 起居不時者, 陰受之, 陰受之則入五藏, 入五藏則 滿閉塞)"고 설명합니다.

감을 비롯한 대부분 한방 이론에서는 치질의 원인인 '풍습조열'을 없애주는 치료법을 제시한다는 점입니다. 이같이 몸 안의 풍습조열 요인들을 없애주는 치료법을 내치법內治法이라 합니다. 한방에서도 외과적 수술에 해당하는 외치법外治法이 있지만, 대부분의 경우 외과적 치료법보다는 몸을 회복하여 근본적인 치료를 지향하는 내치법을 우선해 치료할 것을 권장합니다.

앞서 동의보감의 사례처럼 치질은 한방 치료법에서도 익숙한 질병입니다. 다만 외과수술 위주의 서양의학과는 다른 치료 접근법을 사용합니다. 바로 우리 몸의 자생적인 회복력을 믿고 우리 몸 스스로 원상회복되는 과정을 도와주고 촉진하는 치료법을 사용한다는 점입니다.

치질에 관한 한방의 원인 진단–치질은 외부로부터 들어온 병원균에 의해 생긴 병이 아니라 우리 몸안의 문제로 인해 생긴 병–과 치료방법–우리 몸 스스로 원상회복되게끔 치료하는 방법–은 매우 의미심장합니다. 근본적인 병의 원인을 진단해서 치료하기보다는 단순히 현상적으로 드러난 환부를 절개하는 단순 외과 수술 방식과는 확연히 다릅니다. 외과적 절제 수술법과 달리 한방에서는 '우리 몸이 본래 가진 자기 회복력'이란 세계관을 바탕으로 우리 몸 스스로가 병의 근원을 치료하면서 원상회복되는 과정을 택하고 있는 것입니다. 이는 마치 서양과 동양의 인식론이 각각 드러난 현상과 내재된 원리를 중요하게 생각하는 차이를 보이는 것과 비슷합니다.

2

범인은 바로 생활습관

앞서 치질을 한마디로 정의하면 생활습관 질병이라고 했습니다. 즉 나쁜 생활습관 그 자체가 질병의 원인으로서, 세균이나 바이러스 같은 외부 인자가 아닌 자신 스스로 만든 병이라는 말입니다. 갱년기, 노화, 여성 호르몬 등 생물학적 원인도 일부 있으나 대부분은 나쁜 생활습관 자체가 원인입니다.

모든 질병의 치료는 원인을 찾은 일로부터 시작합니다. 우리의 치료도 역시 "어떤 나쁜 습관이 이 병을 불러왔는가"로부터 시작합니다. 그렇다면 치질의 원인은 몇 가지나 될까요?

대부분의 경우 치질은 배변 장애로부터 시작됩니다. 특히 변비가 가장 직접적인 원인이 되는 경우가 많습니다. 하지만 배변 장애는 대개 결과물이고, 실제로는 배변 장애를 일으킨 앞 단계의 원인이 문제인 경우가 많습니다. 즉 나쁜 생활습관 중 몇 개의 인자들이 섞여서 우리 몸의 균형을 무너뜨리면서 배설 장애가 시작되는 것입니다. 옛말처럼 "잘 먹고, 잘 자고, 잘 싸는" 균형 잡힌 몸의 상태에서 치질은 걸리지 않습니다. 반대로 "못 먹고, 못 자고, 못 쌀 때" 치질은 한발씩 다가옵니다.

치질을 유발하는 대표적인 나쁜 생활습관들, 즉 치질의 원인들을

■■■ 치질을 일으키는 생활습관 원인들

습관	원인
배변 습관	변비 설사 잘못된 배변습관
식습관	과음 과식 육류 위주 식사 무리한 다이어트
활동 습관	과로(좌식 노동과 공부) 운동 부족
정신 습관	스트레스 수면장애
기타	출산 후유증 생리와 냉증 갱년기 노화

추려보면 다음과 같습니다. 대부분 우리가 익숙하게 알고 있는 내용들이며, 일상에서 쉽게 그리고 자주 빠지는 함정들임을 알 수 있습니다.

치질의 발병 원인을 분석하면 대략 앞의 표와 같이 5가지로 나눌 수 있습니다. 하지만 실제로 치질이 발생할 때는 앞의 몇 가지 원인들이 복합적인 작용을 하면서 일어나는 경우가 많습니다. 하나의 나쁜 흐름이 중간에 멈추지 못하고 다른 나쁜 흐름과 연쇄 작용을 일으키면서 결국 병을 키우게 되는 것입니다.

예를 들면, 나쁜 음식을 먹어서(식습관), 설사나 변비가 생기고(배변 습관), 운동이 부족해서 신진대사 활동이 저조해진 상태(활동 습관)에서 스트레스까지 겹치며(정신 습관) 몸의 면역력이 크게 떨어지면서 발병하게 됩니다. 많은 경우 자신도 모르는 사이에 나쁜 식습관, 배변 습관, 생활 습관 등이 복합적으로 겹치게 되고, 어느 날 치질은 초대받지 않은 손님처럼 곁에 다가와 있게 됩니다.

또한 상당수의 치질 환자는 고혈압, 고혈당, 콜레스테롤, 중성지방 등과 같은 성인병 질환을 동시에 가지고 있습니다. 놀라울 정도로 치질 환자와 성인병 환자 간의 중복 비율은 높습니다. 따라서 치질을 단순한 항문관 질병으로만 인식하지 말고 건강의 총체적인 적신호로 해석하는 접근이 필요합니다. 치질은 우리 몸의 이상 징후를 드러내서 경고 신호를 보내는 아주 중요한 지표입니다.

이처럼 치질의 원인이 복합적이고, 성인병과의 합병증 성격이 있다는 것은 치료의 과정 역시도 근본적이고 복합적일 필요가 있다는 것을 의미합니다. 배변 습관만 고친다고 나아지기 어렵기 때문에 여러 생활 습관을 함께 점검하고 개선하는 노력을 할 때 근본적인 치료 효과를 볼 수 있습니다. 당연히 밖으로 드러난 환부만을 제거하는 일은 일시적인 치료에 불과하기 때문에 근본적으로 몸이 망가진 원인들에 맞는 치료방법을 찾는 것이 필요합니다.

1. 배변 습관

변비

변비는 치질의 원인 중 가장 높은 비중을 차지합니다. 만성 변비는 결국 치질로 이어진다고 해도 과언이 아닐 정도로 변비와 치질은 뗄 수 없는 관계입니다.

왜 유독 변비가 치질의 가장 큰 원인이 되는 걸까요. 그 이유는 우리 몸의 항문 조직이 가진 특성에 있습니다. 우리 몸의 항문 조직은 아주 섬세하고 약해서 조그만 자극에도 쉽게 상처 입을 수 있습니다. 변비와 설사 등 배변 장애는 이렇게 약한 항문 조직에 치명적인 악영향을 주게 됩니다.

우선 변비는 단단한 덩어리의 변을 만들게 되는데, 이것이 직장과 항문 주변을 압박해서 혈액순환 장애를 일으키고, 덩어리가 몸 밖으로 나오면서 항문관을 통과할 때 딱딱하고 울퉁불퉁한 변이 약한 항문관에 상처를 일으키게 됩니다.

두번째 이유로는, 변비는 몸 밖으로 배설되지 못하고 항문 주변과 직장에 오래 머무르면서 여러 가지 독성물질과 노폐물을 내놓게 되는데, 이때 우리 항문 조직의 면역 기능이 약해지면서 염증이 생기게 됩니다.

세번째는, 변비에 걸리게 되면 배변을 할 때 매번 오랜 시간 과도한 힘을 줄 수밖에 없습니다. 약한 항문 조직에 이렇게 매번 과도한 힘을 가하게 될 경우 피가 몰리고 고이면서 결국 버티지 못하고 조직이 훼손되며 염증을 일으키게 됩니다.

특히 변비는 남성보다 여성에게서 압도적으로 많이 발병합니다. 다이어트나 충분치 않은 식사량, 프로게스테론 등 여성호르몬의 대장운동 방해 효과 등이 여성 환자의 발병률이 높은 이유입니다.

설사

음식은 우리 몸에서 소화가 잘되면 영양분이 되지만, 반대로 부패하면 독성 물질이 됩니다. 설사는 우리 몸이 소화를 정상적으로 시키지 못하는 나쁜 음식 찌꺼기를 빨리 몸 밖으로 내보내기 위한 일종의 자기 회복 메커니즘입니다.

하루에 여러 번 설사를 하게 되면 항문에 피가 나는 경험을 모두들 해보셨을 겁니다. 설사를 하게 되면 잦은 배변 자체가 항문에 부담을 주게 되는데, 세찬 물처럼 쏟아지는 강한 압력의 설사가 예민한 항문 점막에 상처를 입히고 출혈과 염증까지 유발합니다. 이런 설사의 압력 때문에 항문이 찢어지는 치열이 생기기도 합니다.

더욱 심각한 것은 항문에 분포된 항문선와肛門腺窩라고 불리는 미세한 구멍으로 변이 침투해서 염증이 생기면 치루에 걸릴 수 있습니다. 치열은 수술을 받지 않아도 치료될 수 있지만, 치루는 거의 대부분 외과수술을 받아야 하기 때문에 주의해야 합니다. 설사로 인한 치질은 남성들이 많이 걸립니다.

잘못된 배변 습관

변비에 걸리지 않았음에도 불구하고 순전히 잘못된 화장실 이용 습관 때문에 치질에 걸리기도 합니다. 화장실에서 핸드폰을 보거나 책을 보면서 지나치게 오랜 시간 변기에 앉아 있는 경우입니다.

배변 자세는 우리 몸의 전체 무게와 압력을 항문 조직에 집중적으로 전달하는 결과를 가져옵니다. 몸의 무게가 엉덩이 쪽으로 쏠리는 자세이기 때문에 피 역시 항문 주변으로 몰리게 됩니다. 반복적이고 오랜 시간을 항문 주변에 피가 몰리고 고이게 될 때 주변 조직에 상처가 나게 되면 자연스럽게 치질에 걸릴 확률은 높아질 수밖에 없습니다. 배변 행위 자체가 항문 주변에 부담을 주는 자세이기 때문에 배변 시간은 짧을수록 좋습니다.

2. 식습관

식습관에 대한 분석과 개선은 치질의 치료에서 아주 중요한 부분입니다. 그리고 이렇게 밀접한 관련을 맺고 있는 식습관과 배변 습관 간에 관계를 파악하는 일도 중요합니다. 많은 경우 이 둘은 높은 상관관계나 직접적인 인과관계를 가지고 있습니다.

배변이 아웃풋 output이라면 먹는 일은 인풋 input에 해당합니다. 결국 잘못된 아웃풋의 원인은 잘못된 인풋에 있는 경우가 많습니다. 사실 많은 분들이 치질의 원인을 배변 장애와 직접 연결 짓지만, 사실 이는 결과적이고 현상적인 진단일 수도 있습니다. 배변 장애는 단지 후행 지표일 뿐이고, 그에 앞서 잘못된 식습관이 진짜 문제를 일으키는 경우가 많으니까요.

우리 몸은 우리가 무엇을 먹느냐에 따라 다르게 만들어집니다. 사람의 신체는 건강에 좋은 음식을 먹으면 긍정적인 방향으로 만들어지고, 해로운 음식을 먹으면 부정적인 방향으로 만들어지는 것은 지극히 상식적인 명제입니다. 그래서 음식이란 두 얼굴을 가진 존재라고 얘기합니다. 당연히 정상적으로 소화될 때는 영양분이 되지만 나쁜 음식을 먹거나, 좋은 음식이지만 소화가 제대로 되지 않는 경우에는 체내에서 부패하게 됩니다. 이렇게 음식물이 부패하면 여러 독성 물질이 만들어져서 악취를 내거나 장벽을 자극해서 장腸의 점막에 염증을 일으킵니다. 우리가 잘 아는 위염, 장염, 복통, 설사 등이 대부분 이렇게 생기는 병입니다.

 이 독성물질이 몸 밖으로 빠져 나오는 마지막 관문인 항문에서 설사, 변비 등 배변 장애를 일으키고, 항문 주변의 조직에 독성물질을 전달하게 됩니다. 음식에서 비롯된 독성물질이 결국 치질로 이어지는 것입니다.

 변비와 설사는 잘못된 식습관과 직접적인 관련이 있습니다. 변비는 다이어트 등으로 인한 식사량의 절대 부족, 모자란 수분, 부족한 채소나 과일 섭취 등이 원인인 경우가 많습니다. 설사는 과식이나 육류 같은 기름진 음식물 섭취, 그리고 지나친 음주가 대부분 원인입니다.

 특히 치질에 가장 나쁜 식습관은 음주와 기름진 음식입니다. 치질을 일으키는 대표적 요인이 음주라는 사실은 한번쯤 들어보셨을 겁니다. 동서고금을 막론하고 인류사에는 무절제한 음주와 치질이 쌍둥이처럼 같이 존재해 왔습니다. 동의보감에도 술은 치질의 직접적 원인으로 기록되어 있습니다.

 실제로 알코올은 염증을 일으키는 대표적 음식입니다. 그리고 항문 점막은 매우 예민한 부위라 작은 자극에도 쉽게 염증에 걸리곤 합니다. 한마디로 알코올은 항문 조직에 가장 나쁜 음식입니다. 술의 분자 구조인 에틸 알코올(C_2H_5OH)은 우리 몸에서 칼로리를 만들고 체온을 높이거나 일시적으로 근력을 증가시켜 주기도 하지만 알코올을 분해하여 생성한 에너지는 영양학적으로 가치가 없어서 텅

빈 칼로리라고 합니다. 알코올은 저장되지 않고 주로 간에서 분해되는 과정을 거치는데 알코올 섭취량이 지나치면 중추신경과 간에 독소로 작용합니다.

기름진 음식을 지나치게 먹는 것도 치질을 부릅니다. 내장의 지방 세포가 많아지면 건강에 해로운 염증성 물질을 방출해서 인슐린의 작용을 방해합니다. 중성지방도 증가하면서 혈관 벽에 붙은 지방질은 산화되고 딱딱해지면서 자연스레 혈관의 탄력이 줄어들고 통로가 좁아집니다. 결국 이런 혈관의 변화 즉 혈관의 노화 현상은 신체 모든 기능의 노화 현상을 촉진합니다. 앞서 치질과 성인병이 함께 동반된다는 말처럼 동맥경화, 고혈압, 당뇨, 중풍, 심혈관계 질환과 함께 치질이 찾아올 가능성이 높아집니다.

변비와 설사는 적절한 식단 조절과 절제된 음식량을 통해 단기간 내에 충분히 개선될 수 있습니다. 결국 우리의 의지와 실천력이 가장 중요합니다.

3. 활동 습관

여기서 잘못된 활동 습관이란, 피로를 부르는 반복적인 활동 패턴인 과로過勞를 의미합니다. 과로란 말 그대로 자신의 몸이 감당할 수 있는 한도를 넘어선 노동을 말하는데, 과로가 반복되면 만성 피로를 부르게 되고, 이것은 다시 치질로 연결됩니다. 만성 피로가 치질로 연결되는 이유는 우리 몸의 면역력이 크게 저하되기 때문입니다. 항문 점막의 림프구 숫자가 급격히 떨어지고, 항문 조직 주변의 세균에 쉽게 공격당하면서 염증이 생길 가능성을 높이게 됩니다. 만성피로는 우리의 몸을 매일 조금씩 갉아먹는 독과 같습니다. 매일 극소량의 독을 먹는 것에 비교될 정도로 위험한 질병 인자입니다.

매일 삶의 현장에서 치열하게 하루를 보내는 노동자들이 주로 해당되며, 엄청난 학습량에 짓눌려 사는 학생들도 여기에 해당됩니다. 대부분의 일과 시간을 의자에 앉아서 일하고 공부하는 사무직 노동자와 학생들은 치질에 가장 취약한 존재입니다.

우리나라 직장인과 학생들은 세계 최고 수준의 노동시간과 공부시간으로 유명합니다. 과도한 노동과 학습시간은 만성피로 단계를 거쳐 치질을 필연적으로 유발할 수밖에 없습니다. 과로를 한다는 말은 자신의 몸을 충분히 돌볼 시간이 없단 의미인데, 결국 과로로 힘들어하는 사람들은 대개 운동을 할 시간도 없습니다. 결국 과로가 만성피로를 낳고, 만성피로는 다시 운동부족을 부르는 악순환의 고리가 이어지는데, 이쯤 되면 치질을 부르는 나쁜 생활습관 모두에 노출된 것이나 다름없어지게 됩니다. 결국 우리나라 사람들은 지나치게 많은 일과 공부 때문에 병에 걸리고, 지나치게 많은 일과 공부 때문에 여유 시간이 부족해서 가장 빠른 치료법인 외과 수술을 받게 되는 역설적 상황에 놓였다고 봐도 과언이 아닙니다.

우리가 피로감을 느낀다는 건 우리 몸이 우리에게 건강이 나빠진다는 생체 신호를 보내는 것입니다. 이때 휴식을 취하게 되면 우리 몸은 스스로 복구와 개선의 사이클cycle로 들어가게 되지만, 반대로 피로감을 계속 참으면서 무리하게 되면 결국 혈액 속에 독성물질이 계속 쌓이고 조직이나 세포에 염증과 변성을 일으킵니다.

혈액 중에 영양소와 산소가 충분하고 노폐물이 없어야 각 조직이 정상적인 대사활동을 하고 피로감을 느끼지 않습니다. 하지만 과로가 계속되면 혈액 중의 산소, 생리활성물질, 영양소는 줄어들고 반대로 노폐물이 많아지면서, 배설과 해독이 원활해지지 않아 혈액이 탁해지고 생리 기능이 떨어지게 됩니다.

이렇게 피로한 상태가 지속되면 우리 몸은 이를 극복하기 위하여 아드레날린을 분비합니다. 신체의 적응력을 높여주기 위해서입니다. 그리고 활성 산소도 분비하여 위기상황을 극복하려 합니다. 우리 몸 스스로 부족한 에너지를 공급하기 위해서 마른 수건을 짜내는 과정을 계속하는 것입니다. 문제는 이렇게 만들어진 활성산소 중에 체내에서 처리되지 않고 남는 것은 독소 작용을 하게 된다는 것입니다. 즉 남는 활성산소는 체내에 염증을 일으키고 치질을 유발합니다.

4. 정신 습관

많은 연구에서 밝혀졌듯이, 현대인의 질병 원인 중 약 80%는 스트레스로 지목됩니다. 스트레스가 만병의 원인이란 말이겠지요. 스트레스는 그 어떠한 독성물질보다 인체에 해롭습니다.

치질은 우리 몸의 면역력 저하와 밀접한 관련을 가지고 있습니다. 그리고 면역력을 떨어뜨리는 주범 중 하나가 바로 스트레스입니다. 스트레스는 면역을 담당하는 림프구의 숫자를 급격히 떨어뜨리고, 예민하고 약한 항문 조직이 독소와 세균에 쉽게 공격당해서 염증이 생기게 만듭니다. 스트레스가 독소 작용을 한다고 하면 추상적으로 느끼는 분들도 더러 있는데, 다음과 같은 과정을 통해 우리 몸에 직접적인 타격을 입힌다는 것을 이해할 필요가 있습니다.

스트레스는 아드레날린이란 호르몬의 분비를 촉진시킵니다. 바로 이렇게 다량으로 분비된 아드레날린 호르몬이 우리 몸의 면역기능을 떨어뜨리고 염증을 악화시키게 됩니다. 아드레날린이 과잉 분비되면 교감신경을 자극하고 혈관을 수축하게 됩니다. 일시적으로는 감정 처리와 근육운동을 적당한 활성 상태로 만들어 주면서 당장에 닥친 일을 처리하는 능력이 좋아지게 됩니다.

하지만 이런 상태가 이어지면 혈관이 수축하여 좁아지고, 근육 조직의 경직된 상태가 지속되면서 각 기관에 전달되어야 할 충분한 양의 산소와 영양분이 부족해집니다. 이렇게 모자란 산소를 충당하기 위해 우리 몸은 인위적으로 가짜 산소라 불리는 활성 산소를 만들게 되는데, 이때 과잉 생성된 활성산소는 몸에 독소로 작용하게 됩니다. TV에서 비타민 광고를 할 때 활성산소를 줄여준다는 얘기가 기억나실 겁니다. 이 활성산소가 마치 독소처럼 우리 몸을 공격하게 되는데, 혈관을 좁게 하고 혈액순환을 방해합니다. 이런 활성산소의 공격으로 항문 주변의 혈액 순환에 장애가 생기고 치질이 발생하게 되는 것입니다.

5. 출산, 생리, 갱년기 노화

발병 원인의 측면에서 볼 때, 여성이 남성보다 상대적으로 치질에 취약합니다. 실제로도 여성 치질 환자가 훨씬 많은데, 배변 장애나 스트레스로 인한 발병도 많지만 여성이기 때문에 불가피하게 겪을 수밖에 없는 생리, 임신, 여성 호르몬 등의 원인들도 있습니다. 안타까운 일이지만 여성들이 조금 더 몸 관리에 신경을 써야 하는 이유입니다.

임신과 출산을 거치며 치질에 걸리는 여성들은 생각보다 많습니다. 통계에 잡히지 않을 정도로 많다고 추정하기도 합니다. 임신 중에는 호르몬 변화 때문에 항문에 염증이 쉽게 생기고 변비는 잘 걸립니다. 또한 자궁의 크기가 커져 항문 주변을 압박하면서 혈액순환 장애를 부르기 쉽습니다. 또한 임신 기간 중에 생기는 운동 부족, 그리고 분만 과정에서 과도하게 힘을 주면서 탈항이 생기거나 항문 조직이 상처를 입게 되는 등 다양한 원인이 있습니다.

생리가 치질의 원인이 되기도 합니다. 생리기간 중에는 호르몬 균형이 깨지기 쉬운데, 이 과정에서 변비, 설사 등 배변 장애를 겪기 쉽습니다. 또한 생리 기간 중에는 항문 점막에 염증이 발생하기 쉬워서 생리로 인한 치질이 의외로 많습니다. 특히 생리기간 중에 이런 유형의 일시적인 치질 증상이 생겼다 없어지기를 반복하게 되는데, 본격적인 치료를 안 하시고 미루는 분들이 상당히 많습니다.

여성들이 치질에 취약한 또 다른 원인은 냉증입니다. 우리 몸은 체온이 오르면 혈관이 확장되는 반면 몸이 차가워지면 혈관이 수축되고 혈액순환이 나빠지게 됩니다. 냉증에 걸려 몸이 차가워지면 항문 주변의 혈관이 수축되고 혈액순환 장애가 생겨서 결국 피가 뭉치고 염증을 일으키기 쉽습니다. 겨울철에 치질 환자수가 증가하는 것도 같은 이유입니다.

갱년기도 중요한 원인입니다. 갱년기란 노년기로의 본격적 이행을 뜻합니다. 개인 차이가 있지만 갱년기는 대체로 45세에서 55세 사이에 접어들게 됩니다. 50세가 넘으면 인구의 절반이 치질을 경험한다는 통계는 곧 치질은 노화와 직접적 관련이 있는 질병임을 보여줍니다.

노화가 시작되면 우리 몸의 정맥 혈관과 근육도 늙게 되며 기능이 떨어지게 됩니다. 치질은 항문 조직 주변부에서 발생하는 혈류 장애입니다. 혈관 기능과 주변의 근육 조직이 약해지면 작은 자극에도 쉽게 치질에 걸리게 됩니다. 당연히 젊을 때와 비교해서 과로, 스트레스, 음주 등의 자극에 취약할 수밖에 없습니다.

Chapter 03

홈메이드 치료법1:
약손 요법과 한방과립약 요법

1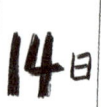

내가 주도하는 14일의 홈메이드 치료법

과거에 일반적으로 치질 환자에게 적용된 치료법은 외과 수술이었습니다. 비수술 치료에 대한 이해가 부족한 상황에서 빠르게 치료하길 원하는 환자와 병원의 이해가 맞아떨어진 결과입니다. 그래서 지금도 치질 치료는 외과 수술밖에 없다고 생각하는 사람들이 많습니다.

하지만 언젠가부터 환자들이 과잉진료를 거부하고 인체에 친화적인 비수술 기반의 보존적 치료를 선호하는 변화의 양상이 뚜렷하게 감지되기 시작했습니다. 시장에서 수요의 변화가 공급 방식의 변화를 이끌어 내듯이, 이런 점진적인 변화는 의료계 내부에서도 비수술 치료에 대한 관심을 더욱 커지게 만드는 계기가 됩니다. 최근 들어 많은 연구 논문에서 1~3도 증상까지는 비수술 요법으로 치료하는

게 안전하다는 주장들이 제기되고 있으며, 기존의 단순한 절제 수술법 대신 여러 가지 대안적인 치료법들에 대한 연구도 활발한 모습입니다. 의료 서비스의 수요자와 공급자 영역 모두에서 만들어지고 있는 건강한 변화의 모습입니다.

14일 홈메이드 치료법은 우리 몸이 가진 항상성과 자기 치유력에 그 바탕을 두고 있습니다. 우리 몸 스스로가 본래의 건강한 성질을 복원하고, 스스로 병을 치료할 수 있도록 도움을 주는 치료법입니다. 이런 치료법을 흔히 외과적 수술법과 반대되는 개념으로서 보존적 치료conservative treatment라 부릅니다.

인체는 유전자의 의지에 따라 건강한 생명체를 유지하려는 항상성과 종족을 보존하려는 본능을 가지고 있기 때문에 다치거나 병에 걸리면 스스로 회복 작용을 시작하고 본래의 건강한 상태로 돌아가기 위한 여러 방법을 동원한 복구 작업을 시작합니다. 예를 들면, 상처가 나서 출혈이 생기면, 우리 몸은 즉각적이고 자동적인 지혈 반응을 시작합니다. 백혈구가 상처 부위에 몰려와서 병원균을 공격하고, 영양물질과 에너지를 공급하여서 새로운 세포를 만들고 조직을 재생하려는 프로세싱을 진행합니다.

그렇다면 우리 몸 스스로 치질을 극복하고 회복하는 데 시간이 얼마나 걸릴까요? 환경과 개인 차이가 있긴 하지만, 평균적으로는 약 2~3개월이 걸립니다. 눈의 점막처럼 항문에도 비슷한 두께의 점막이 있습니다. 이 항문 점막은 신진대사에 의해서 2~3개월마다 새롭게 재생이 됩니다. 과거에 점막에 염증이 생기더라도 2~3개월간 생활 습관을 건강하게 유지하게 되면 새롭고 건강한 점막이 생성되며 자연치유가 됩니다. 하지만 직업과 학업 활동을 병행하면서 2~3개월간 안정된 시간을 치료에 투자하기가 현실적으로 쉬운 일은 아닙니다. 그래서 홈메이드 치료법의 목표는 14일간의 집중적이고 효과적인 치료를 통해 자연 치유의 회복 기간을 최대한 단축하는 것입니다. 바쁘고 여유가 없어 치료에 시간을 내기가 쉽지 않은 보통 사람들이 일상 생활 속에서 최소한의 시간 투자로 빠른 효과를 볼 수 있는 방법을 제시하고자 합니다.

14일 홈메이드 치료법은 다른 사람의 도움 없이 스스로도 가능한 간단한 자가 치료법과 함께 생활 습관을 바꿔 나가는 방법입니다. 물론 14일은 치질을 완전하게 치료하기에는 아주 짧은 시간입니다. 하

14일 홈메이드 치료법 요약

- 지압마사지를 매일 5분씩, 아침 저녁 2회 한다.
- 본인에게 해당되는 한방과립약을 매일 꾸준히 먹는다.
- 정해진 시간에 규칙적인 배변 시도를 한다. 실패해도 정해진 시간에 계속한다.
- 하루 30~60분 동안 편안한 마음으로 명상 산책을 한다.
- 음식은 지중해식 식단 위주로 먹으며 과식과 음주를 하지 않는다.
- 직장, 학교 등에서 긴급한 출혈이 있을 때는 지압마사지 응급치료를 한다.

지만 본인이 확실한 증상의 개선을 체감하기에는 충분한 시간이며, 무엇보다도 완치를 향한 중대한 변화를 이끌어 낼 수 있습니다. 14일간 꾸준하게 실천한다면, 가벼운 증상을 가진 분들은 완치의 단계가 목전에 와 있음을 체감할 수 있고, 심한 중증을 가진 분들도 확실한 개선의 방향으로 바뀌어 있음을 확인하실 수 있습니다.

구체적인 실천 프로그램도 단순하고 직관적이어서 많은 분들이 쉽게 실천 가능합니다. 바쁜 일상 속에서 큰 시간과 수고가 없이도 실천 가능한 내용으로 만들어져 있습니다. 홈메이드 치질 치료는 지압 마사지, 한방 과립약, 그리고 30분 데일리 루틴 세 가지 프로그램으로 구성됩니다. 현재 발생한 상처의 치료를 위해서 지압과 한방과립약이 치료의 중심축을 담당할 것입니다. 그리고 우리 몸 스스로 항상성을 극대화하기 위한 건강한 생활 습관 만들기는 현재의 치료와 미래의 재발 가능성 차단까지 약속할 수 있는 중요한 자연 치료법입니다. 마지막으로 강조할 점은, 이 세가지 프로그램을 순서대로 진행하는 것이 아니라 동시에 진행해야 효과를 볼 수 있습니다. 14일간 꾸준하게 실천한다면 누구나 확실한 효과를 볼 수 있을 것입니다.

우선 본격적인 홈메이드 치료를 위해 본인의 치질 단계를 자가 진단해 봐야 합니다. 뒤쪽에 나오는 치질의 1~4도 분류에서 어디에 해당하는지를 찾아 봅니다. 1~2도 환자는 아직 초기 단계이기 때문에 치료 프로그램을 잘 따라가면 빠른 시간 내에 증세가 호전될 수 있습니다. 3~4도 환자는 치료 프로그램을 진행하면서 전문의와 상담을 통해 외과 수술이 아닌 보존적 치료를 통한 완치 계획을 잡아보시길 추천 드립니다.

무엇보다 초기 단계인 1~2도에서 발병 사실을 빨리 확인하는 일이 중요합니다. 몸이 으슬으슬하면 지체 없이 감기로 판단하고 빨리 약을 사서 먹는 것이 고생을 덜 하는 것처럼, 치질도 초기에 빨리 인지하고 치료한다면 간단하게 치료할 수 있는 병이라는 사실을 잊지 마시기 바랍니다. 1,2도 자가진단 방법은 아래와 같이 간단합니다.

1~4도 단계별로 나타나는 구체적인 증상은 옆 페이지를 참고하세요. 각각의 단계별 증상의 구분법이 비교적 명확하기 때문에 쉽게 자신의 단계를 확인할 수 있습니다.

초기 치질 자가 진단법

다음의 진단 항목중 1개 이상 해당되면 치질 1-2도 증상에 해당됩니다.

- ✅ 항문에 출혈이 최근 2~3주간 3회 이상 나타난다.
- ✅ 항문에 통증이나 중압감이 최근 2~3주간 3회 이상 나타난다.
- ✅ 항문에 가려움증이 최근 2~3주간 3회 이상 나타난다.

1. 내치핵 1도의 증상

치핵의 최초 단계로서, 출혈이 주된 증상입니다. 출혈은 치상선 내부에서 발생했기 때문에 통증을 느끼지는 못합니다. 아직 항문관 주변의 혈관과 근육의 탄력이 좋으며 항문관 쿠션의 기능이 심각한 상태가 아니기 때문에 치료를 하게 되면 빠르게 정상 회복할 수 있습니다.

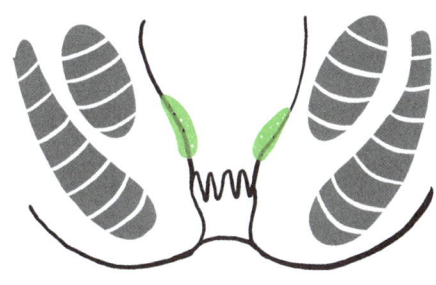

- 항문에 소량의 선홍색 출혈이 가끔씩 나타나는데, 휴지나 대변에 묻어나기 때문에 확인 가능합니다.
- 아직 통증을 느끼지 못하고 발병에 대한 자각이 확실하지 않은 단계입니다.
- 배변을 할 때 시원하지 않고 항문 주위가 묵직한 느낌이 들기도 합니다.

2. 내치핵 2도의 증상

1도에서 항문관 안에 숨어 있어 확인되지 않던 치핵이 더욱 자라서 바깥으로 나오는 단계입니다. 배변을 할 때 치핵이 항문 바깥으로 튀어 나왔다가, 배변을 마치면 다시 저절로 들어갑니다. 항문관의 탄력이 감소하고 기능이 약해지지만, 아직까지는 초기 단계에 해당하므로 본격적인 치료를 하면 빠른 시일 내에 원상 회복이 가능합니다.

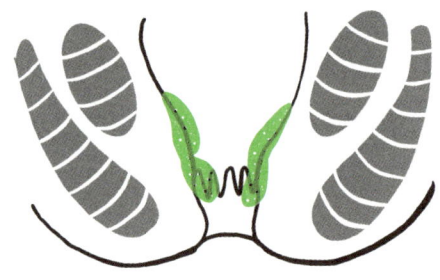

- 대변을 보거나 배에 힘을 줄 때 치핵이 항문 밖으로 탈출합니다. 하지만 배변이 끝나면 자동적으로 금방 제자리로 들어갑니다.
- 항문에서 출혈과 염증성 삼출액(진물)이 나오는 경우가 잦아집니다.
- 배변을 마쳐도 아직 대변이 남아 있는 듯한 잔변감이 1도보다 심해집니다.

3. 내치핵 3도의 증상

3도 단계부터 증상은 심각해져서 발병에 대한 확실한 자각이 생깁니다. 항문의 생리 활성과 기능이 떨어지고 지쳐 있기 때문에 회복하는 데 많은 시간이 필요합니다. 14일 홈메이드 치료법을 통해 추가적인 증상의 악화를 막고 개선의 방향으로 하루빨리 추세를 바꾸는 것이 중요합니다.

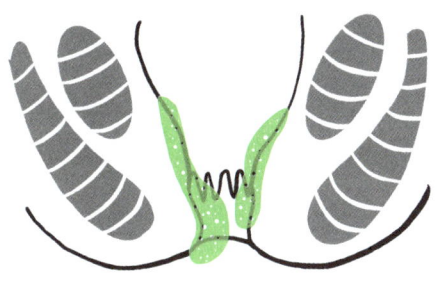

- 치핵이 커져서 배변할 때 쉽게 탈출하고 제자리로 들어가는 데 시간이 걸립니다. 치핵이 2도 같이 금방 저절로 들어가지 않으며, 손으로 밀어 넣어야 들어갑니다.
- 항문관의 탄력이 약해지고 항문 주변의 혈관, 근육들도 모두 약해져 있기 때문에 삼출액이 흘러서 내의를 적실 때가 많습니다.
- 배변시 통증, 출혈, 잔변감 때문에 배변 시간이 많이 길어집니다.

4. 내치핵 4도의 증상

4도 단계는 증상이 상당히 악화된 상태입니다. 전문의와 상담을 통해 외과수술을 우선적으로 고려해야 합니다. 다만 전문의가 판단하는 개개인의 구체적인 증상과 치료 계획에 따라 홈메이드 치료법과 같은 보존적 치료법을 병행 가능한지 판단해볼 수 있습니다.

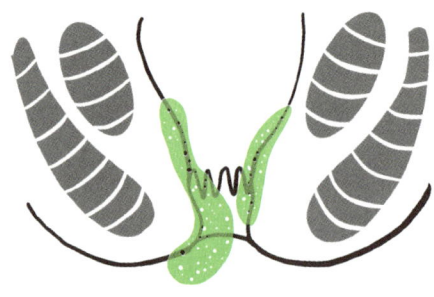

- 거의 항상 치핵이 항문 밖으로 탈출하여 있으며, 손으로 밀어 넣어도 잘 들어가지 않거나 들어가더라도 금방 다시 탈출합니다.
- 재채기 같은 약한 자극이나 길을 걸을 때에 탈출하기도 하고 통증이 동반됩니다.
- 만성적인 통증, 출혈, 탈항 등으로 정상적인 일상 생활이 어렵습니다.

본인의 증상 단계에 대한 체크를 마쳤다면 이제 본격적인 홈메이드 치료법으로 들어가도 됩니다. 14일 홈메이드 치료법은 세 가지 프로그램으로 이루어져 있으며, 그 특징들을 요약하면 다음과 같습니다.

첫 번째 프로그램 한방 과립약 먹기

한방을 통한 치질 치료법입니다. 동의보감의 사례처럼 자연 약초를 가공해서 만든 과립형 생약生藥을 통해 우리 몸의 자생적인 회복력을 촉진시키는 치료법입니다. 비싸고 번거로운 탕약 대신 전문 제약회사가 만든 안전하고 경제적인 한약인 한방 과립약을 사용해 치질을 치료합니다. 한방과립약은 치료 효과와 안정성에선 일반 탕약 수준에 버금가면서, 복용과 휴대의 편리성에서는 더욱 우수합니다. 일본에서는 무척 대중적인 일상 의약품이며, 우리나라에서도 소화제처럼 병원의 처방전 없이 누구나 약국에서 살 수 있는 일반 의약품입니다.

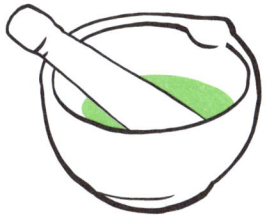

두 번째 프로그램 약손 요법 마사지하기

내 손으로 직접 항문에 지압 마사지를 하는 치료법입니다. 처음엔 낯설고 비위생적이란 생각이 들겠지만 편견을 버리고 접근해 주

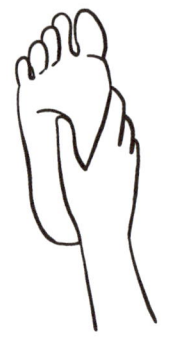
시기 바랍니다. 치핵을 원래의 자리로 안착시키는 손쉽고 효과적인 방법입니다. 지압 마사지는 치질의 원인인 항문 주변의 혈액순환 장애를 가장 빠르고 직접적으로 치료해줍니다. 항문의 불쾌감과 출혈도 즉각적으로 해소합니다. 추가로 이 방법을 응용한 5분 응급치료법은 갑작스러운 출혈과 탈항이 발생하는 상황에서도 대처가 가능합니다.

세 번째 프로그램 30분 데일리 루틴 만들기

약과 수술만으로 치질은 완벽하게 치료되지 않습니다. 그리고 치질을 만든 근본 원인이 우리 몸속에 남아 있는 한 치질은 재발됩니다. 우리 몸의 항문 점막은 2~3개월 주기로 재생되는데, 이 기간 동안 생활습관이 바뀌고, 이에 따라 우리 몸이 변화된다면 손상된 항문 점막은 사라지고 새롭게 건강한 항문 점막으로 바뀔 수 있습니다. 30분 데일리 루틴 만들기는 배변습관, 식습관, 활동습관, 정신습관에서 좋은 루틴의 형성을 통해 우리 몸을 새롭게 재구성하는 치료법입니다. 현재의 치질 치료를 획기적으로 촉진시키는 동시에 미래의 치질 재발 예방까지 책임져 줍니다.

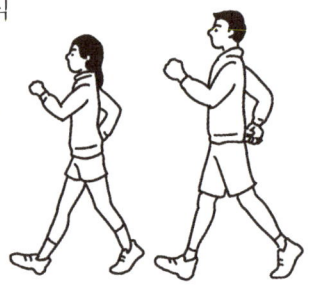

여기서 소개하는 치료법들은 비교적 쉽고 보편적인 내용들입니다. 특별히 어렵거나 복잡한 최신의 의학 이론과 기술의 도움 없이도, 우리 몸을 다스리는 가장 기본적인 원리만으로도 탁월한 치료 성과를 볼 수 있습니다. 이 원리란, 한방과 양방이 상호 공유하고 있는 가장 보편적인 이론 체계입니다. 그리고 이 치료 프로그램들은 누구나 쉽게 언제 어디서든지 실천할 수 있는 치료법입니다. 그리고 이미 많은 분들이 일상에서 실천하면서 그 효과를 매일 매일 체감하고 계십니다.

건강을 지키는 일의 원리는 복잡하지 않습니다. 자기 몸을 지키고 관리할 수 있는 최소한의 의학적 상식만 있으면 됩니다. 이 상식을 발견하고 재조합할 때 우리에게는 기적과도 같은 일이 벌어지기도 합니다. 그리고 이것은 실천하는 자에게만 부여되는 선물입니다.

2

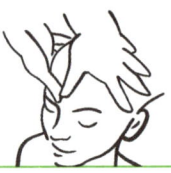

약손
치료법

1. 이상하지만 확실한 물리치료

약손 치료법이란 항문 주변을 자신의 손으로 지압 마사지해주는 치료법입니다. 처음으로 이 치료를 권유 받는 분들 대부분은 "항문을 손으로 만지는 게 말이 됩니까" "그런 이상한 치료법 말고 정상적인 치료법을 알려주세요" 식의 반응을 보입니다. 상상도 못해본 기괴하고 비위생적인 방법이라 생각합니다. 당연한 반응입니다. 하지만 한번 경험해 본 사람들은 이 간단한 지압 치료가 가져다 주는 놀라운 효과에 거듭 감탄하면서 삼시세끼 먹듯 매일 활용하는 건강지킴이로 사용하게 됩니다. 소위 "안 해본 사람은 있어도 한 번만 해본 사람은 없는" 치료법입니다.

아시다시피 지압 마사지는 도구와 재료 없이 순수하게 사람의 손으로 근육과 혈에 압력을 가함으로써 뭉친 근육을 풀어주고 막힌 혈을 통하게 하는 전통적인 물리 치료법입니다. 애정과 체온을 가진 우리 손으로 우리 몸에 직접적인 물리적인 자극을 줌으로써 근육이완과 혈액순환을 촉진하는 행위입니다. 애기의 배가 아프면 엄마가 "엄마 손은 약손이다" 하며 따뜻한 손바닥으로 배를 쓰다듬어주어 복통을 완화해주던 옛날의 민간요법도 지압 마사지 치료법입니다.

'지압指壓'의 뜻인 '손끝으로 누르거나 두드린다'는 말처럼, 지압 치료법은 아주 오래된 동양의학 치료법으로서 현대까지 다양한 방식으로 계승·발전되어 왔습니다. 대체로 서양의학의 치료법은 질병의 원인을 직접 제거하는 방법 즉, 병든 환부를 도려내거나 약물을 통해 세균을 공격하는 방식이지만 동양의학은 생명체 내부에서 스스로 조화와 균형을 잡고 자가 면역을 통해 회복하는 치료법을 주로 사용합니다. 지압 마사지는 이같은 동양의학 원리에 충실한 전통적 치료법으로서, 일체의 외부 물질 개입 대신 장애가 발생한 신체 부위에 직접적인 물리적 자극을 전달함으로써 우리 몸이 스스로 활성화되면서 훼손되었던 생체 복원을 해나가는 방법입니다.

대부분 사람들은 지압 마사지가 몸에 좋다는 얘기는 들어봤지만, 어떠한 과학적 근거와 원리로 그런 것인지는 잘 모릅니다. 원리는 아주 간단합니다. 지압으로 몸의 특정 부위를 누르면, 해당 부위 속 혈관에 있던 혈액과 림프액이 밀려나면서 주위로 흩어집니다. 그리고

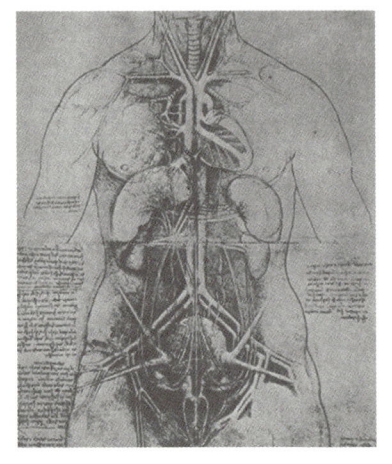 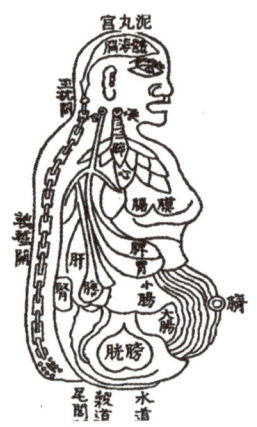

동양의학과 서양의학의 현상적 차이는 근본이 되는 철학의 차이와 직결된다.
좌측은 다빈치의 인체해부도, 우측은 동의보감의 인체해부도

눌렀던 손을 떼면 주위로 흩어졌던 혈액과 림프액이 다시 제자리로 들어옵니다. 이렇게 지압의 누름과 중단의 반복을 통해서 신체 조직의 혈액순환을 물리적으로 촉진하는 것이 지압 마사지의 원리입니다. 그리고 마사지를 통해 원활해진 혈액, 림프액 등 체액의 순환은 체내의 노폐물과 통증 유발 물질을 감소시킵니다. 이렇게 신진대사 기능과 생리 활성이 증강되기 때문에 우리가 마사지를 받을 때 피로 회복, 염증 치료 등의 효과를 즉각적으로 느끼게 되는 것입니다.

사실 지압 마사지는 이 치료법의 장점인 단순성simplicity 때문에 오히려 과거에는 그 의학적 가치를 제대로 인정받지 못했지만(치료법은 다소 어렵고 복잡해야 하고, 치료를 수행하는 전문가는 어려운 시험을 통과해야

한다는 의료계 특유의 엘리트적 인식 때문이 아닐까 생각됩니다), 최근에 와서 그 의학적 가치가 집중 재조명되면서 활용 사례들도 크게 증가하고 있는 상황입니다.

무엇보다 지압 마사지의 가장 큰 장점은 인류의 오랜 역사와 함께해 온 가장 오래되고 안전하며 즉각적인 효과를 가진 치료법이라는 점입니다. 그리고 언제 어디서에서나 처치가 간편하다는 장점도 있습니다. 과거에는 지압 마사지 치료법을 근육 긴장 완화와 기분 전환 정도의 효과를 가진다고만 생각했습니다. 하지만 그동안 우리가 미처 몰랐던 지압 마사지가 가진 분명한 의학적 인과관계들이 여러 실험과 연구 결과들을 통해 밝혀지면서 현대의학에서 다양한 질병 치료와 완화 목적으로 활용 사례가 늘어나고 있습니다.

대표적인 사례가 근육과 관절 통증을 치료할 때 병원에서 사용하는 물리치료들인데, 대부분의 물리치료들이 지압 마사지와 그 맥을 같이 합니다. 근육을 이완시키고 혈류 순환을 도와 통증을 해소시키며, 세포의 재생을 촉진시킨다는 점에서 지압 마사지와 동일한 원리를 가지고 있습니다. 그뿐만 아니라 두통, 고혈압, 위염, 변비와 설사, 생리통에서부터 얼굴 미용 마사지, 스트레스 치료, 어깨와 팔다리의 통증과 저림, 허리 통증, 암 통증 치료에 이르기까지 다양한 분야에서 지압 마사지는 그 의학적 효과를 입증 받고 있습니다. 체액 순환의 원리를 기반으로 해서 설계된 간단한 처치법과 즉각적인 치료 효과란 탁월한 장점을 바탕으로 지압 마사지는 여러 종류의 질병에 적용 가능한 보편적인 치료법으로 그 가치를 점차 확대하고 있습니다.

최근에는 이렇게 검증된 의학적 효과와 안정성을 기반으로 그 활용 범위를 의료 가전 기기 영역으로 점점 확대하고 있는데, 얼굴 마사지 기구, 몸 마사지 기구 등 여러 형태의 의료 기기와 생활 편의 제품들이 출시되어 시장에서 큰 인기를 끌고 있습니다.

우리가 일상생활 속에서 경험하는 지압 마사지의 종류는 꽤 다양

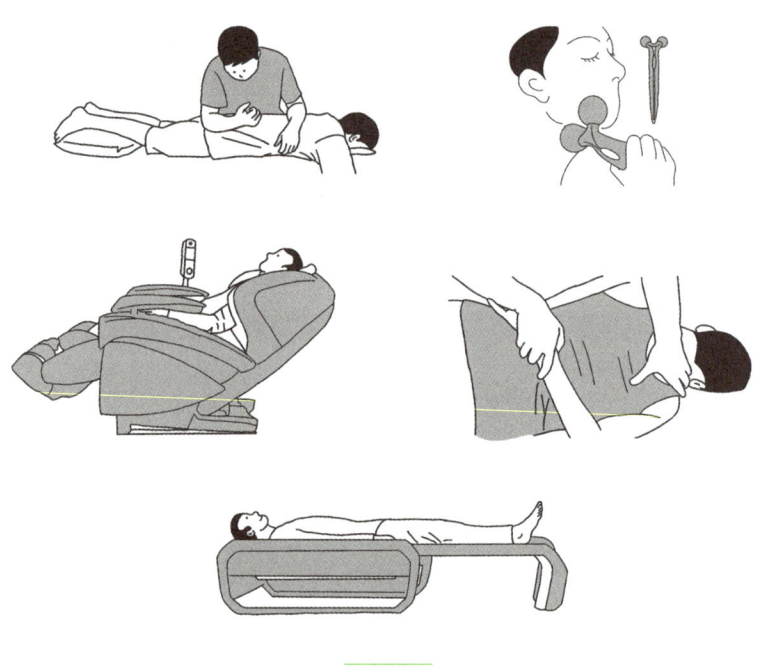

지압 마사지 원리를 활용한 여러가지 치료법과 제품 사례들

합니다. 피부 미용을 위해 얼굴 마사지를 받거나, 피로회복과 통증 완화의 목적으로 전신 마사지를 받는 것, 그리고 풍치 치료를 위해 잇몸을 마사지하는 것 등 모든 종류의 지압 마사지는 공통되게 혈액 순환의 촉진과 림프액의 순환을 증가시키고, 피부와 근육에서 느끼는 물리적 자극을 뇌에 전달함으로써 긍정적 신경전달물질의 분비를 자극합니다. 또한 육체적 이완과 신진대사의 균형을 조절함으로써 건강과 미용의 목적을 달성하는 효과가 있습니다.

약손요법은 이렇게 많은 장점을 가진 지압 마사지를 기반으로 만들어졌으며, 여기에 셀프 치료가 가능한 간단한 방법의 '치질 치료를 위한 자가 지압 치료법'입니다. 즉 항문관 주변에 대한 직접적인 물리적 자극을 통해 치질의 원인이었던 혈액 순환 장애를 극복하고, 림프액 순환을 촉진함으로써 염증 완화와 면역력을 올려주게 됩니다. 또한 항문관 주변 조직의 근육을 자극해 줌으로써 처지고 엉킨 낡은 조직에 탄력을 불어넣게 됩니다. 선입관만 버린다면 꽤나 훌륭한 자기 치료법이니만큼 바로 실천해 보실 것을 적극 추천합니다.

2. 내 손으로 하는 약손 치료

약손요법은 자신의 손으로 직접 항문에 물리적 자극을 주는 지압 마사지 치료법입니다. 내 손으로 직접 항문 주변 부위를 지압 마사지함으로써 항문 주위에 혈액순환을 촉진시키고, 림프액의 순환을 증가시키며, 노폐물의 배설도 원활하게 하는 치료법입니다.

약손요법은 1~4도의 모든 환자에게 처치 가능합니다. 추가적으로 3~4도 환자는 갑자기 치핵이 탈출하는 응급처치법도 함께 참고하시면 됩니다. 우선 사전에 준비해야 할 것들은 다음과 같습니다.

내 손을 환부 주변에 직접 접촉하는 만큼 위생이 중요합니다. 손톱을 짧게 자르고 손을 청결하게 씻어줍니다. 손이 따뜻하면 치료 효과가 더욱 좋습니다. 치료 전에 손을 따뜻하게 만들어 주거나, 손을 씻을 때 온수로 여러 번 씻어주면 자연스럽게 준비가 끝납니다.

약손요법을 위한 준비

- 손톱 자르기
- 손 씻기
- 선택 사항: 티슈 또는 물수건(맨손으로 하기 어려운 경우에 손가락을 감싸서 사용)

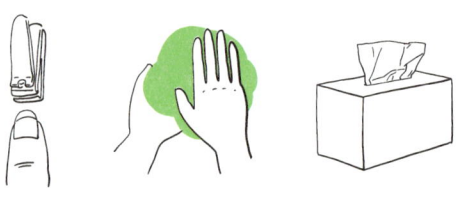

약손치료를 위한 준비물: 손톱 자르기, 손 씻기, 티슈 또는 물수건

준비를 다 마쳤으며, 아래와 같은 방법으로 진행합니다.

약손 요법 횟수

약손 요법은 매일 오전 5분간 1회, 오후 5분간 1회 등 하루에 총 2회를 해주시면 효과적입니다. 초기 경증의 치질 환자의 경우는 며칠간 약손 요법만 꾸준히 해도 상당한 회복이 가능합니다.

약손 요법 방법

1단계 | 우선 몸을 엎드립니다. 그림의 자세대로 엉덩이를 심장과 수평이 되게 하거나 엉덩이가 약간 높게 만들어 줍니다. 또는 천정을 보고 반듯이 누운 자세를 취해도 좋습니다. 티슈나 물수건이 필요하면 손이 닿는 곳에 준비해 둡니다.

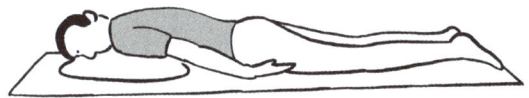

2단계 | 엎드린 자세에서는 손을 엉덩이 방향으로, 바로 누운 자세에서는 팔을 배꼽 아래의 사타구니 방향으로 쭉 뻗은 다음 항문 위치로 손가락을 가져 갑니다.

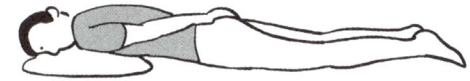

3단계 | 검지 손가락을 이용해 손가락으로 직접 하거나 또는 부드러운 티슈나 물수건을 두르고 항문 주변을 살짝 누르는 느낌으로 부드럽게 지압을 시작합니다.

4단계 | 항문 주변부를 시계방향 또는 시계 반대방향으로 골고루 전체적으로 부드럽게 마사지해 줍니다. 총 5분 동안 실시하며, 1분에 약 60~90회씩 위치를 항문 주위 360도 골고루 옮기면서 지압합니다. 절대 강하게 하지 말고 충분히 부드럽고 천천히 진행합니다.

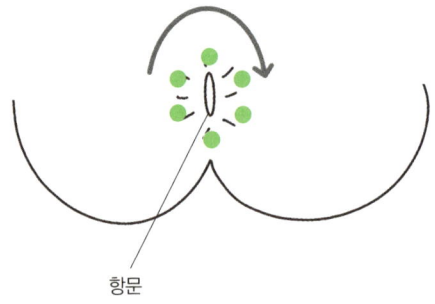

항문

5단계 | 마무리로 항문 조이기 운동을 합니다. 지압 마사지를 마친 후 항문을 조이고 풀기를 반복합니다. 5초~10초 정도 조였다가, 5초~10초 동안 풀기를 반복합니다. 지압 마사지 후 5~10회 반복하면 좋습니다.

약손요법을 이용한 응급 처치

3~4도 치질 환자에게 가장 곤혹스러운 일은 화장실이 아닌 일상

생활 도중에 갑자기 치핵이 탈출하는 상황입니다. 원래 항문관 근육은 탄력이 좋고, 고리 모양을 하고 있어서 수축력이 강하기 때문에 돌출한 치질을 부드럽게 밀어 넣으면 금방 원형을 회복하는 성질을 가지고 있습니다. 하지만 만성적으로 탈출하고, 탈출 후 쉽게 들어가지 않는 경우가 문제가 되는데, 이런 응급상황에서 약손요법을 응용해 긴급 처치를 하면 됩니다.

갑자기 예고 없이 발생하는 출혈과 탈항은 무척이나 당황스럽고 고통스럽습니다. 응급상황이 발생한 장소가 그나마 집이면 다행이지만 사무실이나 외부 장소일 경우는 난감할 수밖에 없습니다. 이런 끔찍한 경험을 하신 분들이 의외로 많이 있습니다. 사무실 의자에 앉지도 못하고, 회의에 참석하기는 어려운데 행여 바지에 피라도 비치기라도 한다면 그야말로 악몽같은 일입니다.

가장 좋은 방법은 가까운 병원을 방문해 응급처치를 받는 것입니다. 하지만 주변에 치질 응급치료가 가능한 병원이 없는 경우가 많습니다. 이럴 경우 거리가 멀지 않고 사정이 허락된다면 집으로 빨리 귀가해서 응급처치를 해야 합니다. 사정이 불가피해서 귀가가 어려울 때는 가까운 화장실에 들어가서라도 간단한 응급처치를 하는 것이 좋습니다. 불편한 상황이지만 응급처치를 하는 것이 무조건 좋습니다. 가장 피해야 할 것은 참거나 방치하는 일입니다.

약손요법의 응급처치 방법

1단계 | 우선 출혈의 색깔을 확인해야 합니다.

출혈의 원인이 항문조직인지 다른 조직인지를 우선 파악해야 되기 때문입니다. 피가 선홍색이면 치질이 원인입니다. 하지만 피가 검붉은 색이라면 위나 대장쪽의 출혈이 의심되므로 즉시 병원에 가서 정밀 진단을 받아야 합니다.

내치핵의 상피가 찢어져서 나오는 출혈은 적혈구가 공기 중의 산소와 접촉하는 시간이 짧아서 아직 산화되지 않고 새빨간 선홍색을 띄는 것이 특징입니다. 위 또는 소장과 대장에서 출혈을 하면 항문까지 도달하는 데 오랜 시간이 소요되므로 그동안 적혈구가 산화되어서 검붉은 색으로 변합니다. 위궤양 등으로 위에서 출혈된 혈액이 항문까지 도달하는 경우는 공기와 접촉하는 시간이 길어서 적혈구의 산화가 계속 진행되므로 검정색의 고약처럼 보입니다.

내치핵의 상처가 클 때에는 많은 양의 출혈이 생깁니다. 대변 덩어리가 항문에 걸려 있는 느낌이 들어서 배에 힘을 주어 배변을 시도하면 대변은 나오지 않고 치핵의 상처에 혈액이 몰리면서 출혈은 더욱 심해지게 됩니다. 치핵이 있는 경우 항문관과 주변의 근육, 혈관은 항상 지치고 탄력을 잃은 상태이기 때문에 압력을 받은 혈액이 치핵 쪽으로 몰려와서 증세를 악화시키는 것입니다.

2단계 | 엉덩이가 심장보다 높거나 최소한 수평이 되게 자세를 잡

은 후, 그 다음 밀려나온 치핵을 손으로 부드럽게 밀어 넣어줍니다.

　우선 상체를 아래로 숙이고 엉덩이를 최대한 위로 들어서 가슴보다 더 높거나 수평 자세가 되게 만듭니다. 그 다음 깨끗한 휴지 또는 물티슈를 항문에 대어 부드럽게 살살 손가락으로 지압 마사지를 해서 밖으로 밀려나온 치핵 덩어리를 천천히 부드럽게 달래면서 밀어 넣어줍니다.

　3단계 | 한 번에 들어가지 않을 경우에는 지압마사지를 진행한 후에 다시 부드럽게 밀어 넣습니다.

　충분히 지압 마사지를 한 이후 다시 치핵 덩어리를 부드럽게 달래면서 넣어봅니다. 그럼에도 들어가지 않으면 다시 지압 마사지를 진행하고 다시 밀어넣기를 시도합니다.

　부드럽게 들어갈 때까지 '1단계 지압 마사지 처치 후 2단계 치핵 밀어넣기'의 과정을 계속 반복해 줍니다. 부드럽게 치핵 덩어리가 들어갈 때까지 이 과정을 반복해야 합니다.

　4단계 | 엎드려서 몸을 쉬게 합니다.

　치핵이 들어간 직후에 바로 움직이게 되면 다시 탈항될 수 있습니다. 따라서 엉덩이를 심장과 수평이 되게 하거나 또는 약간 높게 해서 항문관이 정리될 수 있도록 약 10분 정도 엎드려서 몸을 진정시켜 줘야 합니다. 출혈이 멈추고 항문의 불쾌감이 사라질 때까지 이

상태를 유지해 주는 것이 좋습니다.

5단계 | 남은 배변이 있을 경우에는 출혈이 멈춘 다음 배변을 마무리해도 됩니다.

이제 출혈과 항문의 불쾌감이 사라졌다면 이어서 남은 배변을 시도해 봅니다. 응급 처치 과정에서 항문관을 직접 자극했기 때문에 배변이 쉬워집니다. 이때 아랫배 전체를 지압하면서 배변을 하면 보다 원활한 배변이 가능합니다. 아랫배 지압은 아래의 두 가지 방법을 사용하면 됩니다.

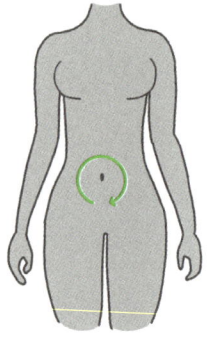

변기에 앉아서 아랫배 전체를 살짝 누르고 시계 바늘 방향(오른쪽 아랫배에서 명치 쪽으로 갔다가 다시 왼쪽 아랫배 방향)으로 원을 그리며 5~10회 손바닥으로 쓰다듬어 줍니다.

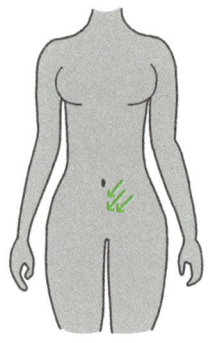

배꼽 왼쪽부터 아랫배를 거쳐 항문 방향으로 부드럽게 배를 밀어줍니다.

응급처치의 포인트는 1)심장과 항문의 위치를 수평 또는 항문을 더 높게 유지하는 것과 2)항문 주위에 부드럽게 지압 마사지를 해줌으로써 항문 주위에 울혈된 혈액이 심장 쪽으로 흩어지게 만드는 것입니다. 항문에 울혈된 피가 흩어지게 되면 서서히 항문 주변 근육의 붓기가 빠지고 치핵의 크기도 작아지면서 출혈, 통증, 잔변감이 없어집니다. 따라서 이 지압 마사지는 응급조치를 마무리한 이후에도 계속하면 좋습니다. 항문이 개운해지는 기분이 들 때까지 계속 지압 마사지를 하는 게 좋습니다. 탈항이 없어져도 항문을 든 상태로 지압 마사지해서 정맥과 주변의 근육에 아직도 울혈되어 남아 있는 피를 흩어지게 하고 배변을 보면 좋습니다.

3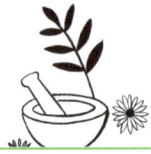

한방과립약 치료법

1. 안전하고 간편한 약물치료

홈메이드 치질 치료법의 두 번째는 한방 과립약 치료법입니다. 한약은 양약과 달리 인공 화학 물질이 아닌 자연에서 채취한 천연의 약초를 재료로 합니다. 약초는 약 2000년 동안 인류의 질병 치료에 다양하게 사용되어 왔습니다. 특히 한국인은 역사적으로 오랜 기간을 한방 의학과 가까이해 왔기 때문에 일찌감치 약초의 효능과 안정성을 상식처럼 알고 있습니다.

하지만 환자 입장에서 이처럼 좋은 한약 치료법에 접근하는 일이 마냥 쉽지는 않습니다. 여전히 한약은 비싸고, 과정이 번거롭고, 양약에 비해 품질 표준화가 부족한 건 아닌가 하는 걱정 때문에 선뜻 마음을 먹고 치료의 목적으로 구매하기가 쉽지 않습니다. 더군다나 치질의 치료를 목적으로 한약을 추천한다면 많은 분들이 한 번쯤은 고개를 갸우뚱할 것 같습니다.

 이 책에서 이야기하는 한약은 정확히 말해 한방 과립약입니다. 한방 과립약은 한약과 달리 일반 의약품으로 간편하게 취급됩니다. 일반 의약품이란 그 안정성과 유효성이 인정되었기 때문에 소비자가 직접 선택할 수 있는 약이란 뜻입니다. 따라서 누구든지 가까운 약국에서 비타민이나 소화제처럼 병원의 처방전 없이도 간편하게 구매 가능합니다. 한의사의 진료와 처방전도 필요 없고, 값비싼 조제 비용도 들지 않습니다.

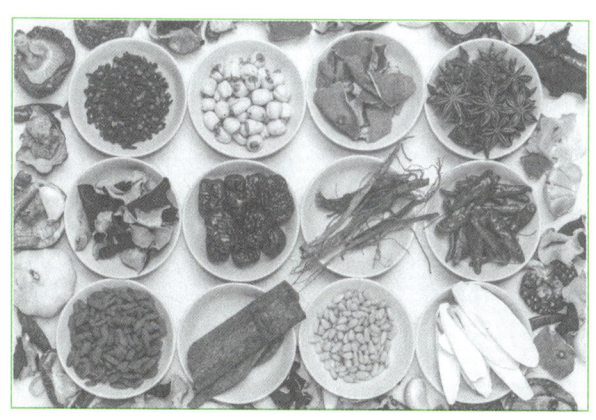

한약의 원료로 사용되는 약초들은 그 종류가 무척 다양하다.
2천년간 질병 치료에 사용되어온 말 그대로 자연이 인류에게 제공해준 보물이다

한방 과립약이란 제약회사에서 약초를 가공해서 만든 과립형 생약 生藥입니다. 우리나라에선 대중적인 판매와 소비가 이루어지지 않아 익숙하지 않은 약품의 종류이지만, 사실 한방 과립약은 오래전부터 그 의학적 효과와 안정성이 입증된 우수한 한약 치료법입니다. 의약품의 종류와 약효의 측면에서 탁월하기로 유명한 이웃나라 일본의 사례만 보더라도, 한방 과립약은 일상에서 일반인들이 가장 많이 복용하는 일반 의약품 중 하나입니다. 우리나라에서도 오래전부터 처방전 없이 복용해도 안전하고 부작용이 없는 일반의약품으로 승인을 받고 병원의 처방전 없이도 구매할 수 있습니다. 여러 종류의 소화제나 진통제 중에서 내게 맞는 제품을 자유롭게 고르듯이, 한방 과립약도 가까운 약국에서 자신에게 맞는 약품을 자유롭고 쉽게 구입할 수 있습니다.

일반적으로 우리는 한약이라고 하면 보통 한 가지의 형태만을 떠올립니다. 여러 한약 재료들을 넣고 오랜 시간 우려내는 탕약 湯藥 말입니다. 아주 오래전부터 '한약은 탕약이다'라는 인식이 상식처럼 퍼져 있습니다. 하지만 사실 탕약은 한약의 한 가지 형태일 뿐이고, 한약을 먹을 수 있는 방법은 다양합니다.

가장 일반적이고 익숙한 한약의 형태가 흔히들 '탕약'이라고 부르는 액제(추출액, 파우치 등) 형태입니다. 생약을 다리거나 추출기에 농축한 다음 파우치에 담아 먹는 방법입니다. 사실 한약은 이런 액제(탕약) 이외에도 과립약, 환약, 고약 등 다양한 형태로 제품화되어 있

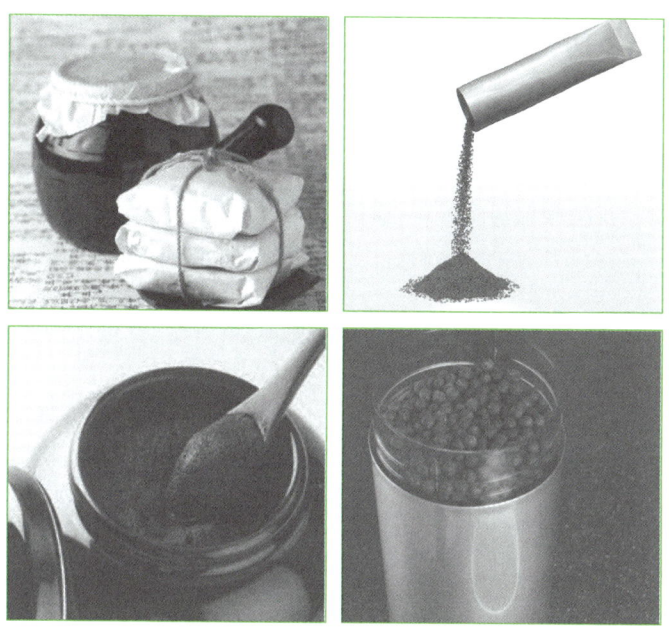

한약의 제품 형태는 다양하다.
좌측 위에서부터 시계방향으로 탕약, 과립약, 환약, 고약

습니다. 우선 과립약은 탕약과 동일한 약초 재료를 사용하는데, 최종 제조과정에서 건조와 부형제만 첨가해서 먹기 편하게 만든 형태입니다. 작은 알갱이의 가루로 제조되어 스틱 포장에 담겨 복용이 간편하고 효능이 좋아 감기, 소화장애 등 다양한 증상에 사용됩니다. 환약은 동글동글한 알갱이 형태인데, 동그란 모양의 정로환이 대표적입니다. 고약은 잼이나 젤리처럼 점도가 높아서 꿀처럼 떠

서 먹을 수 있습니다. 우리 주변에서 자주 먹는 청심환, 홍삼, 경옥고 등 대중적인 한약들이 같은 원료를 가지고 과립약, 환약, 고약의 다양한 형태로 출시되고 있는 것을 떠올려 보시면 이해가 쉽습니다. 이런 다양한 형태의 한약은 잘 알려져 있지 않은데, 아마도 옛날부터 부모님들이 밤을 새워가며 오랜 시간에 걸쳐 정성스럽게 다려 주시는 탕약의 정성이 한약을 대표해 왔기 때문인 것 같습니다. 많은 사극에서 한약의 이미지를 가족을 위해 밤을 새워 다리는 정성과 효성의 상징으로 묘사해 왔으니까요.

아무튼 바쁜 현대 사회에서 다양한 종류의 질병들과 싸워야 하는 현대인들로서는 한약을 먹기 위해 굳이 매번 오랜 시간 정성을 쏟기는 어렵습니다. 그 대신 전문 제약회사에서 과학적이고 위생적이며 정량을 지키는 한약을 대량 생산해 주고 있습니다. 의사의 처방전이 필요 없을 정도로 안전하고 부작용이 없는 일반 의약품이라 구입하기도 편리하고 부작용을 염려할 필요도 없습니다. 한약의 효능과 안정성은 그대로 지키되, 저렴하고 편리하게 접근 가능한 한약의 형태가 바로 한방 과립약입니다.

사실 과거에 양약과 한약을 모두 다루고 조제를 해봤던 약사의 입장에서 볼 때, 한방 과립약은 탕약을 대신해도 좋을 만큼 한약으로서 약효와 안전성을 가지고 있습니다. 그리고 한약이 가진 탁월한 의학적 효능, 자연재료로 만든 인체 친화성이란 장점과 양약이 가진 생산 표준화에 따른 안전성, 복용의 편리함, 이 모두를 합쳐놓은 훌륭한 의약품입니다. 한국에서는 대중화가 덜 된 관계로 익숙하지 않지만 이웃나라 일본에서는 탕약보다 훨씬 대중적인 한약 복용 방법입니다. 일본에서는 한약과립약을 '엑기스제'라고 부르며, 여러 유명 제약회사들이 앞다투어 다양한 종류의 한방과립약을 대규모로 생산하고 있습니다. 그만큼 많은 일본인들이 일상적이고 보편적으로 복용하고 있습니다.

오랫동안 우리에게 익숙하지 않은 한약의 복용 형태라 조금 생소한 것일 뿐 사실상 한방과립약은 일반 한약의 탕약과 동일한 원료와 함량, 동일한 효과를 가지고 있습니다. 모든 면에서 한약으로서 전혀 손색이 없는 복용 형태입니다.

단점은 부족한 수요 때문에 이를 취급하고 판매하는 약국이 별로 없다는 점입니다. 일부 관심이 있는 약국들이 취급하기도 하지만 일본에 비하면 크게 부족한 수준입니다. 그래서 한방과립약을 사고 싶은 분들은 일본 현지에서 수입 주문해서 드시는 경우가 많습니다. 이렇게 수요가 빈약하면 결국 공급을 해오던 전문 제약회사들이 제품 생산을 중단할 수밖에 없습니다. 전문가들은 현재 추세의 시장 수요가 확대되지 않는다면 멀지 않은 미래에 한국의 한방과립약의 생산기반은 사라질 것으로 전망합니다. 한의학과 한약 분야에서 선도적인 위상을 가진 한국과는 어울리지 않는 이상한 현상입니다.

한약 기술이 발달하기 위해서는 개인 한의사들의 노력도 중요하지만 그에 못지않게 전문 제약회사들의 연구개발 노력도 중요합니다. 신약 개발이 핵심인 제약 산업에서는 대규모의 전문적 연구개발 인력과 연구 시스템 기반이 있어야만 지속 가능하게 발전할 수 있습니다. 특히 신약 연구개발 경쟁 측면에서 보자면, 자본력과 인프라에서 월등한 체급 차이를 가진 글로벌 제약회사들과 무한 경쟁을 벌여야 하는 한국의 제약산업에 있어서 한약을 활용한 연구개발과 시장 개척은 아주 중요한 핵심 역량입니다. 한방과 양방 기술을 혼합 활용해 신약 연구개발 역량을 올릴 수 있는 국가가 사실상 한중일 세 나라 밖에 없는데, 한국은 한방에 대한 시장 수요는 높은 반면 대규모 연구개발 투자와 제품화 역량은 다소 부족해 보입니다. 시장 내에서 특정한 수요 편향과 불균형 때문에 전체 산업의 균형이 훼손되고 연구 개발 부족이 초래되는 경우가 있는데, 한국 한약 산업이 여기에 해당되는 것 같아 아쉽습니다.

이렇게 한방 과립약이 가진 많은 장점에도 불구하고 실제로 탕약과 한방과립약의 효능 차이는 정말 없는 것일까 하는 의문이 들 수 있습니다. 결론부터 말하자면, 전문가들이 볼 때 탕약과 한방과립약의 차이는 기능적으로 없습니다. 한마디로 약의 효과 측면에서는 차이가 없는 겁니다. 다만 정해진 한약 재료의 함량을 정확히 맞추었는가 하는 기준에서는 차이가 있습니다.

보통 우리가 한약을 다릴 때는 실제 필요한 재료의 함량보다 넉넉하게 사용하는 경향이 있었습니다. 과거에는 집이나 한약방에서 탕약을 만들다 보니 부족한 것보단 넉넉한 것이 좋다는 생각에서 한약 재료를 정량보다 조금씩 많이 사용해왔습니다. 아무래도 '한약은 보약'이라는 오래된 믿음 때문에 가급적 양을 많이 쓰는 게 좋다란 인식이 강했습니다. 70~80년대 제가 약국에서 한약을 만들 때도(한의약 분업 전에는 일반 약국에서도 한약 제조가 가능했습니다) 당시 부모님들이 아이들 보약을 먹인다며 한약 재료를 정량보다 듬뿍 넣어 달라고 부탁하는 일은 흔한 풍경이었습니다. 한약은 보약이자 밥이었고, 부모님의 정성이었습니다. 넉넉할수록 좋다고 생각했습니다.

하지만 한방과립약은 제약회사에서 만드는 것이니만큼 정확하게 정량을 준수해서 만듭니다. 그래서 한약 재료의 용량 측면에선 한방과립약이 더욱 표준에 가깝다고 볼 수 있습니다. 어떤 약이든 과다복용을 피해야 하는 것처럼 한약도 1회 복용량을 정량보다 많이 먹는 것이 권장할 만한 일은 아닙니다. 꾸준하게 규칙적으로 표준 정량만큼 먹는 것이 중요합니다.

일반적으로 한방과립약이 재료로 사용하는 약초의 분량은 탕약의 약초 분량보다 적습니다. 하지만 많은 연구개발과 표준화된 제조법에 따라 효능은 동일하게 유지하면서, 용량은 몸에 부담을 주지 않는 안전한 분량으로 정의된 것입니다.

2. 증상별 한방과립약 치료

사실 치질에 대한 한약 처방을 할 경우 각 개인들의 체질과 증상에 따라 정교하게 처방을 해야 합니다. 하지만 이 책에서는 일반 의약품으로 판매하는 한방과립약 제품 종류 중에서 추천해 드리는 것이 목적이고, 자칫 지나치게 세분화된 처방법 같은 것을 설명할 경우 오히려 잘못된 자가 진단이나 약품 선택을 할 우려가 있기 때문에 여기서는 가장 단순한 구분법을 기준으로 한방 과립약의 선택 방법을 제시해 드립니다.

단순한 구분법이라고 걱정할 필요는 없습니다. 이 책에 나오는 최소한의 구분법만으로도 치료의 효과는 충분합니다. 그리고 복잡하고 비싼 한약 처방전을 받기 위해 이 책을 읽는 것은 아니니까요. 여기 나오는 한방 과립약들은 치질 증세를 완화시켜줄 뿐만 아니라 병을 일으키는 원인 자체를 없애주는 기능을 가지고 있기 때문에 꾸준히 복용을 하는 것이 좋습니다.

치질을 치료하는 대표적인 한방과립약은 대황목단피탕, 계지복령탕, 가미소요산, 을자탕 등입니다. 이 4가지 한방과립약을 각각의 치질을 유발한 원인과 증세에 따라서 선택합니다. 각각의 효능은 다르지만 이 4가지 과립약들 모두 몸속의 염증을 가라앉히고, 혈액을 맑게 하며 혈액 순환을 활성화하는 효과를 가지고 있습니다.

치질 증상은 사람마다 다르기 때문에 과립약 선택도 이에 맞춰서

해야 합니다. 나의 증상에 알맞은 과립약을 선택하는 방법은 다음과 같습니다.

우선 아래와 같이 분류된 4가지 유형의 치질 증상에서 본인이 해당되는 부분을 찾으면 됩니다. 한방 과립약 선택의 기준은 (1)변비 증상의 유무, (2)신경과민 증세의 유무, (3)갱년기 증세의 유무입니다. 참고로 갱년기 증세의 기준은 여성에게만 적용하고 남성은 제외합니다.

증상 유무	세부 증상	한방 과립약
변비가 있는가	변비가 있는 치질 증상	대황목단피탕 과립
	변비가 없는 치질 증상	계지복령탕 과립
갱년기 증세를 동반하는가	• 40대 중반부터 50대 중반의 여성 • 여러 유형의 갱년기 증상을 겪고 있다. • 갑자기 얼굴이 붉어지고 체온이 변한다. • 두통, 불면, 불규칙한 생리주기 • 이유없이 감정 기복이 심하다.	가미소요산 과립
신경과민 증세가 있는가	• 자주 신경이 예민해진다. • 자주 얼굴이 달아오르고 붉어진다. • 두통과 어지러움 증세를 자주 겪는다. • 이유 없이 가슴이 두근거리고 짜증스럽다.	을자탕 과립

다음은 4가지 유형의 치질 증상별로 알맞은 한방 과립약의 복용법과 효능에 관한 설명입니다. 만약 한방 과립약을 구입할 수 없는 경

우에는 아래의 성분 항목에 별도 표시된 한약 재료를 구입해서 재래식 약탕기에 다려 먹을 수 있도록 원료 약초의 이름과 분량도 표시했습니다.

1 변비가 있는 치질

증상 대변이 굳고 딱딱하며 배변할 때 출혈이 동반되기도 합니다. 변비는 1주일에 2회 미만 또는 2~3일에 1회 변을 보는 경우를 말합니다.

복용법

대황목단피탕 과립	한 번에 3g씩 하루 3회(아침, 점심, 저녁) 먹는다.
유산균 장용 캡셀	아침에 1캡슐을 하루 한 번 먹는다.

효능 변을 부드럽게 만들어 변비를 치료합니다. 혈액을 맑게 하고 염증과 부종을 치료해서 통증을 감소시킵니다. 치질 통증과 출혈을 동시에 치료합니다. 맹장염, 결장염, 직장염, 자궁 및 부속기의 염증 등에도 효과가 있습니다.

성분(과립약 9g 제조에 들어간 약초재료 중량)

대황 2g 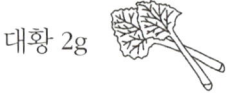   목단피 4g 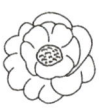   도인 4g

망초 4g 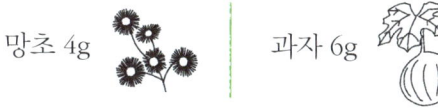 과자 6g

2 변비가 없는 치질

증상 정상적인 배변을 하지만 출혈, 잔변감, 탈항, 통증이 있는 경우에 해당합니다. 배변 횟수는 1~2일에 1~2회 또는 2~3일에 1회라도 변 상태가 굳거나 딱딱하지 않으면 변비가 아닙니다.

복용법

계지복령탕 과립	한 번에 3g씩 하루 3회(아침, 점심, 저녁) 먹는다.
유산균 장용 캡슐	아침에 1캡슐을 하루 한 번 먹는다.

효능 혈액을 맑게 하고 근육과 혈관을 이완해줌으로써 혈액순환을 돕고 진통과 소염작용을 촉진합니다. 자궁 및 부속기의 염증, 월경곤란, 고환염 등에도 효과가 있습니다.

성분(과립약 9g 제조에 들어간 약초재료 중량)

계지 4g 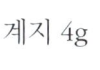 복령 4g 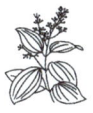 목단피 4g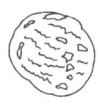

도인 4g 작약 4g

3 갱년기 장애를 동반한 치질

증상 50세 전후의 여성으로 갱년기 증세와 치질 증상을 함께 가진 경우에 해당합니다.

갱년기 증세란 피로감, 불면증, 답답함, 식은땀, 소화불량, 빈혈, 신경의 예민함, 우울, 실금, 골다공증, 관절통 등의 증세를 말합니다. 갱년기 증세는 치질의 악화 요인으로 작용하므로 함께 치료할 필요가 있습니다.

복용법

가미소요산 과립	한 번에 3g씩 하루 3회(아침, 점심, 저녁) 먹는다.
유산균 장용 캡셀	아침에 1캡슐을 하루 한 번 먹는다.

효능 혈액 순환을 촉진시키고 혈액을 맑게 합니다. 뛰어난 소염 작용을 합니다. 갱년기 증세와 치질 통증, 출혈, 불쾌감, 잔변감을 동시에 치료합니다. 신경과민, 근육 이완에도 효과가 있으며, 만성 간염과 산부인과 질환을 치료하는 데도 널리 사용됩니다.

성분(과립약 9g 제조에 들어간 약초재료 중량)

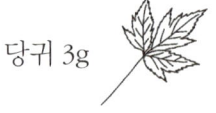 당귀 3g

 작약 3g

 백출 3g

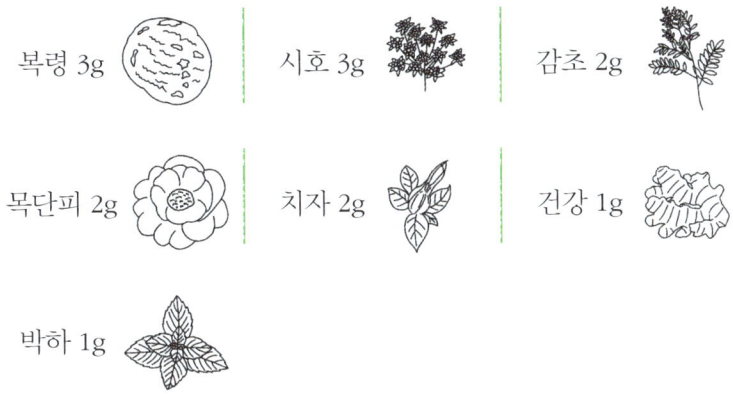

4 신경과민증을 동반한 치질

증상 신경과민 증세와 치질 증세가 동반되는 경우에 해당합니다. 신경과민 증세는 불면, 두통, 어지러움증, 얼굴의 피부가 붉어지는 증세(홍조)가 있는 경우를 말합니다. 작은 스트레스에도 과민한 반응이 일어나고 짜증이 쉽게 나며 가슴이 답답하다고 느낍니다. 눈이 자주 충혈됩니다.

복용법

울자탕 과립	한 번에 3g씩 하루 3회(아침, 점심, 저녁) 먹는다.
유산균 장용 캡셀	아침에 1캡슐을 하루 한 번 먹는다.

효능 혈액이 위쪽으로 몰리는 불균형을 개선해줌으로써 혈액이 온 몸에 원활하게 순환될 수 있도록 돕습니다. 신경과민으로 인한 교감

신경의 흥분을 차단하고 과잉 분비된 아드레날린 때문에 나타나는 불안, 심장 두근거림, 혈압 상승, 두통 등의 증상을 진정시킵니다. 여성의 음부 소양증, 신경성 피부염 등에도 효과가 있습니다.

성분(과립약 9g 제조에 들어간 약초재료 중량)

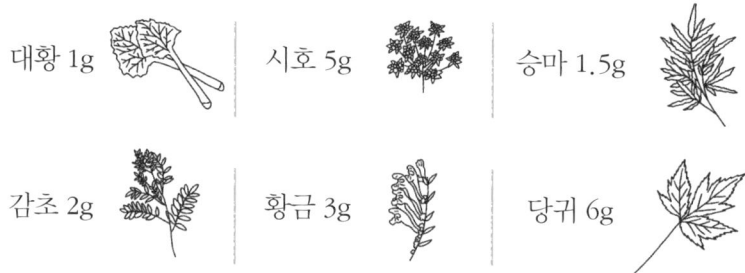

대황 1g   시호 5g   승마 1.5g
감초 2g   황금 3g   당귀 6g

모든 약이 그렇듯이 한방 과립약도 꾸준히 복용하는 것이 중요합니다. 한방 과립약의 가장 큰 장점은 단기간에 속이 편안해지면서 통증, 출혈, 항문 불쾌감이 점차 사라지는 것입니다. 약을 복용하기 시작한 후 이런 느낌이 든다면 확실히 몸속에서 치료가 진행되고 있다는 신호입니다.

한방과립약은 치질의 치료뿐만 아니라 원인도 동시에 완화시키는 효과가 있습니다. 즉 치질이 걸리게 된 원인인 피로감, 변비, 갱년기 증상, 신경과민증, 위장 불편 등의 증상을 완화시키는 데 효과가 있습니다. 따라서 치질 치료 이후에도 작은 징후나 증상이 있다고 생각되면 비타민을 복용하듯이 꾸준히 먹는 것이 좋습니다.

다만 한 가지 주의할 사항은, 위에서 설명한 복용법은 일반적인 용량과 횟수를 의미합니다. 제약회사와 약품에 따라 용량과 복용법이 조금씩 다를 수 있습니다. 따라서 실제로 약을 구입할 때 개별 약품에 기재된 용법과 용량을 참고해서 약사와 상담을 한 후에 복용법을 정하는 것이 더욱 안전합니다. 다른 합병증이 있는 경우에는 복용 전에 반드시 약사와 의사와 사전 상의가 필요합니다.

유산균을 반드시 챙겨라

한방과립약과 유산균을 함께 먹으면 치료효과는 배가됩니다. 항문관은 소화기관의 일부로서 대장과 연결되어 있기 때문에 대장의 건강 여부와 밀접히 연관을 맺고 있는데, 유산균은 대장이 건강하게 잘 기능할 수 있도록 도와주기 때문입니다.

유산균은 인체의 여러 곳에서 살면서 우리의 몸과 거의 공생관계를 이루며 살고 있는데, 특히 대장에는 많은 유산균이 살고 있습니다. 이들로 인하여 장 기능은 좋아지게 되고 변비, 설사, 복부팽만, 장염 등이 억제되어 변의 상태가 좋아지게 됩니다. 이처럼 유산균은 잡균과 병원균의 번식을 억제하는 데 큰 역할을 해주면서 인체에 유용한 효소와 신경전달물질의 생성에는 도움을 줍니다. 이렇게 대장이 건강해지면 우리 몸 전체의 면역 기능이 강화되는 효과가 생깁니다. 즉 유산균을 복용하면 치질의 치료뿐만 아니라 감기, 알레르기, 비만, 당뇨, 피로감 등에도 효과를 볼 수 있습니다.

유산균은 섬유질과 당을 먹고 젖산을 배설하는데, 이 때문에 유산균은 시큼한 맛을 가집니다. 유산균의 배설물 중에 단쇄지방산SCFA이란 것이 있는데, 이것은 면역력의 근원이 되어줍니다. 장내 신경계, 호르몬, 대사, 입맛 조정, 뇌의 감각계, 혈당, 혈압, 항암 등 여러 곳에 관여하여 몸의 면역력 유지에 도움을 줍니다. 장에서 유산균과 다른 유해균의 균형이 깨지게 되면 장염을 일으키고 독성 물질이 장점막을 통하여 흡수됩니다. 결국 그 독소가 병의 원인이 되기도 하고, 우리 몸에 전반적인 피로감을 몰고 옵니다. 당연히 치질 치료에도 아주 불리한 몸 상태가 됩니다.

이처럼 유산균은 소화기관을 건강하게 해줄 뿐 아니라 우리 몸 면역력 전반에 중요한 역할을 수행하지만, 결정적으로 강한 산성을 가진 위액에 녹는 약점을 가지고 있습니다. 위액 자체가 강한 산성이라 유해한 세균뿐만 아니라 유산균까지 모두 죽이게 됩니다. 그래서 대부분의 유산균 제품은 코팅을 해서 위에서 녹지 않고 장까지 도달한 후에 코팅 물질이 벗겨지도록 만듭니다. 이를 장용정腸溶錠 또는 장용 캡슐이라고 합니다.

자연에 존재하는 유산균을 젖산균이라고도 부릅니다. 우리가 매일같이 먹는 김치, 요구르트, 식초를 만들어주는 유익한 균인데, 이들은 탄수화물, 섬유질과 당을 먹고 삽니다. 김치를 담글 때 쌀, 밀가루 죽이나 설탕을 넣는 이유는 유산균에게 먹이를 줘서 발효를 촉진하기 위한 것입니다.

Chapter 04

홈메이드 치료법2:
30분 데일리 루틴 치료법

1

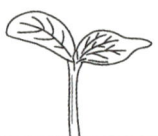

근본을 치료하다

앞 장에서 설명한 지압 마사지와 한방 과립약 치료법은 이미 발생한 병을 치료하는 데 초점을 둔 프로그램입니다. 반면 데일리 루틴Daily Routine 치료법은 현재의 치질 치료와 함께 미래의 치질도 예방해주는 치료법입니다. 치료와 예방을 함께 해주는 만큼 더욱 근본적이고 중요하다고 할 수 있습니다.

데일리 루틴을 만든다는 것은 다시는 치질이란 물을 엎지르지 않게끔 우리 몸을 새롭게 재구성해 나가는 일입니다. 마치 노후한 주택이 재건축을 통해서 전면적으로 바뀌듯이, 데일리 루틴도 눈에 보이지 않을 뿐이지 우리 몸을 전면적으로 재건축하는 일에 비유할 수 있습니다. 그리고 새롭게 재구성하고 재건축하는 방법이란, 기존에 치질을 불러왔던 원인인 나쁜 생활습관 즉 나쁜 루틴을 없애고 좋은

생활 습관	새로운 데일리 루틴 만들기	대체되는 나쁜 습관
배변 습관	규칙적이고 빠른 배변 습관 들이기	오랜 시간 화장실 머물기
식습관	지중해식 식단 먹기	음주, 과식, 기름진 음식
활동 습관, 정신 습관	하루 30분 걷기	과로, 만성피로, 스트레스

■ 데일리 루틴 치료법

루틴으로 대신 채워 주는 것입니다.

데일리 루틴 치료법은 배변 습관, 식습관, 활동 습관, 정신 습관을 새롭게 만드는 프로그램입니다. 낡고 병든 것 대신 새롭고 건강한 항문관과 점막을 빨리 만들 수 있도록 우리 몸에 길들여진 과거의 나쁜 루틴을 없애고 대신 좋은 루틴을 만들어 주는 일입니다.

우리 몸의 세포들은 2~3개월 주기로 바뀝니다. 데일리 루틴을 2~3개월간 꾸준히 잘 실천해 나간다면 과거의 내 몸을 이루던 낡은 세포는 사라지고 그 빈자리를 새롭고 건강한 세포들이 채워나갈 것입니다. 신혼부부들이 아이를 가질 준비를 할 때 3개월간 금주, 금연, 운동을 하며 새롭고 건강한 세포로 리빌딩된 자신의 몸을 통해 새로운 생명을 잉태하려는 노력들도 같은 이유입니다. 인체의 세포는 매일 100억 개가 죽고 다시 태어난다고 합니다. 피부세포는 28일, 두피세포는 2개월, 위장과 간장 세포는 4개월, 뼈와 근육세포는 7개월, 간세포는 1년의 수명을 각각 가지고 있습니다. 보통 음식이나 운동을 통해서 건강을 회복하는 기간을 3~6개월로 잡는 이유입니다.

  데일리 루틴 만들기는 지금의 치질 치료 속도를 급격하게 당겨주고, 앞으로의 치질을 예방할 뿐만 아니라 혈압, 당뇨, 고지혈증 등 각종 성인병들도 함께 치료하고 예방하는 효과를 가지고 있는, 한마디로 우리 몸을 새롭게 되살릴 수 있는 기적의 습관으로 부를 수 있는 만큼 많은 분들이 실천해봤으면 합니다.

2

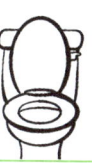

배변 습관 바꾸기:
화장실에서 빨리 나와라

흔히들 치질의 주된 원인으로 변비와 설사 같은 배변 장애 그 자체만을 주목합니다. 배변 장애가 치질을 일으키는 주요 원인인 것은 분명 맞는 사실이지만, 그 뒤에 감춰진 배변 습관의 문제는 보지 못하는 경우가 많습니다. 우리는 좋은 배변 습관만 가지고 있어도 상당 부분 치질을 예방하고 치료할 수 있다는 사실에 주목할 필요가 있습니다.

좋은 배변 습관을 만들기 위해서는 가급적 일관성 있는 규칙을 만들고 우리 몸에 습관처럼 기억하게 하는 것이 가장 효과적입니다. 그리고 여기서 가장 중요한 두 가지 요인은 바로 규칙적인 배변 시간과 짧은 배변 시간입니다.

사실 배변하는 자세 자체가 치질의 예방과 치료 관점에서는 좋지

이것만은 실천해보자

14일간 매일 같은 시간에 5분간의 배변 습관을 만들어 봅니다.

1 우선 배변 시간을 규칙적으로 만듭니다. 매일 같은 시간에 배변하는 습관을 훈련해 봅니다. '기상 후 1시간 이내'처럼 오전 시간을 목표로 하는 것이 가장 좋습니다. 처음에는 잘 되지 않더라도 계속 훈련을 해봅니다. 배변에 실패하더라도 5분간 앉아 있다 일어나는 반복 훈련을 일주일 정도 하면 몸의 변화가 감지됩니다.

2 배변 시간은 최대한 짧게 합니다. 배변에 실패한 경우에도 5분 이상 변기에 앉아 있지 말고 다시 일어나서 다른 일을 하다가 배변감을 느끼면 그때 다시 배변을 시도해야 합니다. 만약 여러 차례 시행착오를 하더라도 5분 이상은 앉아 있지 않습니다.

3 배변 자세는 상체를 앞으로 약간 기울여서 로댕의 생각하는 사람 조각상 모양을 만듭니다. 그리고 배변을 촉진하기 위해 손을 따뜻하게 한 다음 배꼽 왼쪽에 손을 대고 천천히 가운데 아래 방향으로 배를 반복해서 쓰다듬어 줍니다.

않습니다. 몸의 무게가 항문관 주위로 잔뜩 몰리며 압력을 받기 때문입니다. 더군다나 장시간 화장실에 앉아 있으면 몸의 무게가 계속해서 엉덩이로 집중되고, 항문 주변으로 피가 몰리게 되어 부담이 가중되게 됩니다. 같은 이유로 오랜 시간 앉은 자세로 일을 하거나 공부하는 사무직 근로자와 학생들도 항문 주변의 부담은 클 수밖에 없습니다. 장시간 같은 자세로 앉아 있는 일은 그래서 치질에 치명적입니다. 하던 일에 대한 집중력은 유지한 상태에서 자리에서 일어났다 앉았다 하면서 자세를 계속 바꿔 줘야 혈액 순환의 정체를 예방할 수 있습니다.

　시간을 정해 놓고 빠르게 배변을 하려 해도 마음 먹은 대로 안 되는 경우가 많습니다. 이럴 때는 배변 자세를 다시 잡고 배변에 도움이 되는 마사지를 통해 배변 촉진을 시도해 보면 좋습니다.

　우선 배변 자세는 로댕의 생각하는 사람 포즈처럼 약간 상체를 기울이면서 상체와 다리 사이의 각도가 35도 정도 되게 만들어 줍니다. 이 자세는 변이 통과하는 파이프 라인인 직장이 중간에 휘어지

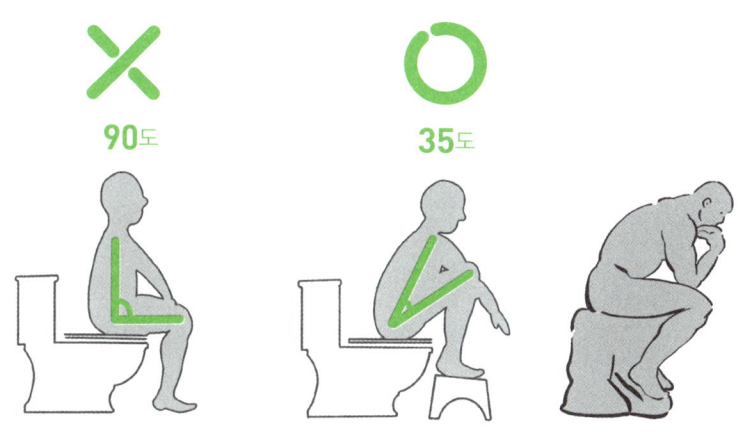

배변 자세는 로댕의 생각하는 사람 조각상처럼
앞으로 35도로 기울인 자세가 이상적이다.

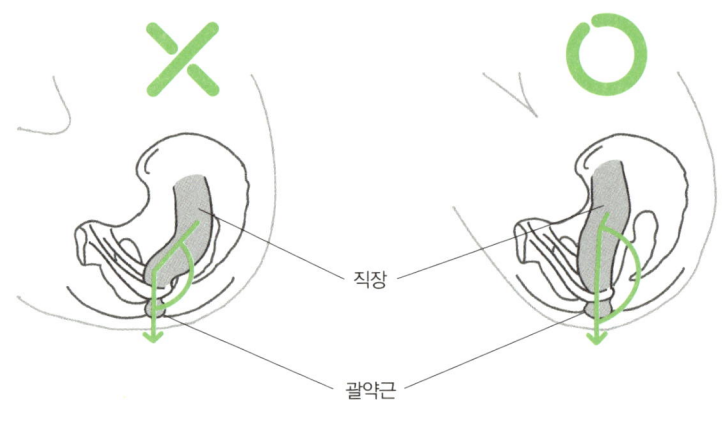

35도 기울인 자세는 직장의 각도를 곧게 만들어서
배변이 원활하게 도와준다.

지 않고 일직선이 되도록 만들어 주기 때문에 변이 나오기 쉽습니다. 더욱 효과적인 것은 재래식 화장실의 자세처럼 변기 앞에 발판을 두고 그 위에 양 발을 올려 놓아 쪼그려 앉는 모양의 자세를 만드는 것입니다. 이 자세는 무릎의 위치를 엉덩이보다 높게 만들어 주어 배의 압력을 통해 더욱 배변을 촉진합니다.

그럼에도 불구하고 배변에 계속 실패할 경우에는 배꼽 주변을 마사지해주는 방법이 좋습니다. 우선 손을 따뜻하게 만든 다음 오른쪽 아랫배부터 왼쪽 아랫배까지 배꼽을 중심으로 시계방향으로 배를 부드럽게 마사지해주거나, 배꼽 왼쪽부터 아랫배를 거쳐 항문 방향으로 부드럽게 밀어주면 직장에서 변이 머물러 있지 않고 항문쪽으로 이동하는 일을 물리적으로 직접 도와주게 됩니다.

3

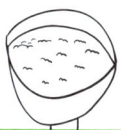

식습관 바꾸기:
지중해식 식단이 몸을 살린다

약식동원藥食同源이란 말을 들어보셨나요? '약과 음식은 그 근원이 같다'란 뜻으로 먹는 일의 중요성을 강조한 말입니다. 동의보감을 비롯한 한방에서 자주 언급되는 개념으로, 우리 한식의 중심 철학이기도 합니다. 그래서 한식에는 유난히 '약藥' 자가 붙은 음식이 많습니다. 약주, 약식, 약과, 약고추장 등 한국인은 예로부터 음식을 먹는 일을 약을 먹는 일과 비견할 정도로 중요하게 생각했습니다.

무엇을 먹느냐에 따라 우리의 몸은 다르게 만들어집니다. 그래서 아파서 병원 치료를 받는 분들은 대개 먹는 일에 많은 신경을 씁니다. 그리고 당연히도 먹는 습관과 치질은 아주 깊은 불가분의 관계에 있습니다. 치질과 식습관은 '먹고 싸는 일'로 묶여 있는 일이니만

이것만은 실천해보자

1 14일간 금주를 실천하고, 육류와 밀가루는 최대한 줄인다.

2 지중해식 식단을 기본으로 삼아 매일 충분한 양의 채소와 과일 섭취를 한다.

3 매일 1.5리터 이상 물과 유산균을 잊지 않고 챙겨 먹는다.

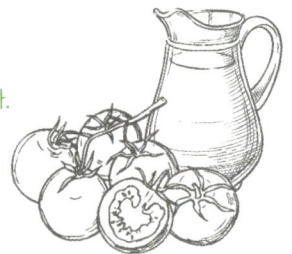

큼 반드시 식습관을 통제하고 개선해야만 완치가 가능합니다. 인풋이 변하지 않은 상태에서 아웃풋의 변화가 있을 수 없는 것처럼, 나쁜 식습관을 그대로 둔 채 치질이 완치되는 일은 있을 수 없습니다. 아무리 좋은 치료법을 쓰더라도 안 좋은 음식과 나쁜 식습관을 버리지 못한다면 치질은 치료되지 않습니다.

치질을 치료하는 건강한 식단을 얘기하기 전에 우선 반드시 피해야 할 음식부터 정리하는 것이 필요합니다. 실제로 치질 환자들의 대부분은 평상시 식습관에 많은 문제가 있습니다. 지나친 음주와 육류 섭취, 습관적인 과식, 부족한 수분 섭취 등이 대표적인 나쁜 식습관 입니다.

우선 치료 기간 중 반드시 실천해야 될 것은 절대 금주입니다. 알코올은 혈관에 직접 들어가 우리 몸에 염증을 악화시키는 주범이므로 치료 기간 중에는 절대로 피해야 합니다. 확실한 증상의 개선이 생기고 안정되기 전까지는 아쉽더라도 금주는 필수 조건입니다. 직장 동료 등 주변에도 금주 상태임을 분명히 알려서 음주의 유혹이 있는 단체 회식 등에는 당분간 빠지는 것이 좋습니다.

다음 육류와 밀가루를 줄여야 합니다. 육류와 밀가루는 우리 몸의 소화 기관과 배변 기관에 직접적인 부담을 주는 대표적인 음식이기 때문에 피해야 합니다. 과식 습관도 반드시 개선해야 합니다. 조금씩 식사량을 점진적으로 줄여 나가면서 소식 스타일로 바꾸는 것이 가장 좋습니다. 다만 단기간 무리한 다이어트는 오히려 역효과를 부르기 때문에 식사량은 줄이되 영양소는 충분히 섭취하는 식단으로 가야 합니다. 사실 소식을 실천하는 것은 생각보다 쉬운 일이 아닙니다. 단순하게 식사량을 줄인다고 효과가 있는 것도 아니며, 자칫 영양소가 부족하거나 불균형을 초래할 수도 있기 때문입니다.

지금까지는 금지해야 할 음식을 말씀드렸는데, 반대로 충분한 섭취량이 필요한 음식들도 있습니다. 바로 섬유질이 풍부한 채소와 과일, 물, 유산균이 그것입니다. 이 세 가지 음식은 치질 치료에서 권장되는 식단을 구성하는 기본 요소입니다. 이 세 가지가 우리 몸에서 어떤 구체적인 작용을 하는지는 뒤에서 자세히 설명하겠습니다.

그렇다면 이렇게 치질 치료에서 요구되는 금지 음식과 권장 음식을 두루 잘 갖춘 식단이 있을까요? 이런 기준들을 충족하는 식단 솔

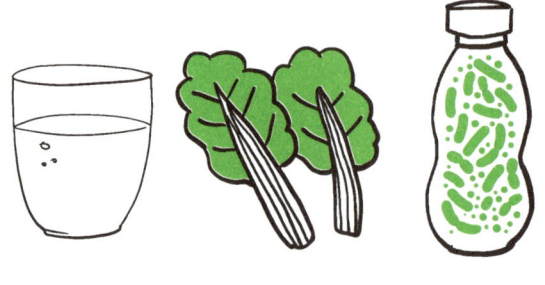

치질치료 식단의 필수 요소는 물, 섬유질, 유산균이다.

루션이 바로 지중해식 식단Mediterranean Diet입니다. 지중해식 식단이란 20세기 중반 그리스, 이탈리아 등 지중해 연안국가에서 일상식단으로 즐겨먹던 전통 음식을 말합니다. 오래전부터 지중해식 식단은 세계적으로 널리 인정받아 왔는데, 유네스코로부터 인류 무형 문화유산으로 선정되었으며, 세계보건기구WHO로부터는 건강하고 지속 가능한 식생활 문화로 인정받았고, 미국 US News and World Report로부터는 5년 연속 세계 최고의 건강식단으로 선정된 명실상부한 최고의 건강식단입니다. 최근 들어 한국에서도 부쩍 많은 관심을 받으며 건강과 다이어트에 관심이 많은 분들이 즐기고 있습니다.

지중해식 식단은 채소와 생선 위주의 메뉴로 구성되는데, 이를 주식으로 하는 국가들은 장수 국가로 유명합니다. 등 푸른 생선과 콩 등의 채소에 풍부한 핵산은 새로운 세포의 재생 원료로 쓰이고, 오메가3는 동맥경화를 예방하고 콜레스테롤 수치를 낮춰주기 때문에 장수 식품으로서 기능을 하는 것입니다. 2015년 미국 컬럼비아 대학 연구팀은 채소와 생선 위주의 지중해식 식사가 뇌의 노화를 평균 5년 가량 늦춘다는 연구결과를 발표했는데, 채소와 생선 위주의 식사를 한 노인들과 그렇지 않은 노인들을 비교한 결과 채소와 생선 식사를 하는 노인들은 그렇지 않은 노인들에 비해 뇌의 부피가 크고, 뇌의 노화 속도도 더디다는 결론이 나왔습니다.

지중해식 식단의 첫번째 장점은 과식을 피하고 음식량을 줄이기 위해 소식을 하더라도 충분한 영양소를 섭취할 수 있다는 점입니다. 기본적으로 우리 몸이 원하는 이상적인 식사는 탄수화물 60%, 단백질 20%, 지방 20%의 균형 잡힌 3대 영양소가 함유된 음식과 함께 신선한 채소, 과일을 곁들여 먹는 것입니다. 이렇게 되면 미네랄과 비타민을 포함한 5대 영양소가 집약된 이상적인 식단인데, 지중해식 식단은 간단하고 알차게 이 5대 영양소를 모두 충족시켜 줍니다. 지중해 식단의 다양한 레시피들을 살펴보게 되면 모두 단백질을 비롯해 탄수화물, 지방까지도 균형 있게 포함한 점이 눈에 띕니다. 그렇다고 보통의 식단과 똑같은 탄수화물, 지방을 섭취하는 것은 아닙니다. 탄수화물은 흰쌀이 아닌 통곡물whole grain을, 지방은 올리브유, 견과류 등에 들어 있는 불포화 지방을 먹는다는 점이 크게 다릅니다 (자세한 내용은 뒤에 나오는 지중해식 식단 만들기 부분을 보시면 됩니다). 결론적으로 다양한 음식을 균형 있게 충분히 섭취하면서도 치질의 치료와 다이어트 효과까지 함께 볼 수 있는 식단 솔루션입니다.

한국인의 소고기, 돼지고기 등 육류에 대한 사랑은 유명하지만, 사실 한 끼에 필요한 단백질과 지방의 총량은 생선 한 토막 정도밖에 되지 않습니다. 생선 한 토막이면 충분한 양질의 지방과 단백질을 섭취하는 것입니다. 사무직 종사자의 점심이라면 한 토막이 적당하고, 육체 노동직 종사자라면 두 토막 정도면 충분합니다.

지중해식 식단의 두번째 장점은 항상 식단에서 빠지지 않는 넉넉한 채소와 과일을 통해 충분한 섬유질의 섭취가 가능하다는 점입니다. 풍부한 섬유질과 수분의 섭취는 치질 치료와 예방에서 아주 중요한 습관입니다. 충분한 양의 섬유질과 수분을 먹게 되면 대변의 부피가 커지면서 수분을 적절하게 머금게 되어 배변 활동이 원활하게 됩니다. 많은 치질 환자들이 변비를 앓는 경우가 많은데, 이 경우 치질의 치료는 변비의 치료와 직결되기 때문에, 배변 활동을 도와줄 수 있는 충분한 양의 채소와 물의 섭취가 필수적이 되는 것입니다.

뿐만 아니라 채소의 섬유질은 우리 몸속 대장에서 사람과 공생하는 장내 유익균 beneficial intestinal bacteria 인 유산균 lactic acid bacteria 에게 좋은 서식 환경을 제공해 주어 유산균의 증식에 도움을 주게 됩니다. 또한 섬유질은 소화과정에서 생긴 각종 독성 물질을 밖으로 배설하는 데도 큰 도움을 줍니다. 이처럼 채소, 과일 그리고 물은 우리 몸에 기여하는 바가 아주 크기 때문에 이들을 빼고 치질 치료를 얘기하기는 것이 어려울 정도입니다.

과거부터 어른들은 어린이들에게 버릇처럼 항상 채소와 과일을 많이 먹으라고 주문해왔는데, 이는 그저 평범한 관습처럼 보일 수 있지만 사실은 아주 중요한 식습관 교육입니다. 채소와 과일이 우리 몸에 기여하는 정도는 우리가 생각하는 것보다 훨씬 강력하고 광범위하기 때문입니다. 한마디로 채소와 과일을 가까이 하는 사람은 건강할 것이고, 그렇지 않은 사람은 건강하기 어렵다고 해도 과히 틀리지 않은 말입니다.

지중해식 식단을 만들 때 그리스, 이탈리아 레시피를 그대로 따라

지중해 식단은 어떻게 만들까

집에서 간단하게 지중해식 식단을 만드는 방법은 다음과 같습니다.
지중해식 식단은 규격화되어 엄격하게 정해진 레시피 형태가 아니고, 몇 가지 필수 식재료를 이용해서 자유롭게 만들면 됩니다. 지중해식 식단을 구성하는 주재료는 올리브 오일을 기본으로 채소와 과일, 생선, 통곡물, 견과류입니다.

섬유질은 최대한 풍부하게 먹는다
과일과 채소를 한 끼니 접시의 절반 이상으로 채웁니다. 매일 350그램 또는 종이컵 5컵 분량 이상으로 충분히 먹습니다.

단백질은 해산물 위주로 채운다
생선과 해산물을 일주일에 2~3회 이상 충분히 먹습니다. 단 소고기, 돼지고기 등 붉은색 고기류는 먹지 않습니다.

탄수화물 섭취도 가능하다
반드시 현미, 통밀, 통보리, 호밀, 귀리 등 통곡물 whole grain로 먹습니다. 통곡물은 식이섬유가 풍부해서 혈압, 혈당, 혈중 콜레스테롤 수치를 낮춰줍니다.

지방 섭취도 가능하다
포화지방 대신 불포화지방 음식을 섭취합니다. 올리브유, 참기름, 들기름 등 단일 불포화지방을 음식 재료에 뿌려 먹습니다. 아보카도, 치아씨, 아마씨, 호두 등 견과류를 음식에 뿌려 먹어도 좋습니다.

충분한 수분을 섭취한다
하루 1.5리터 이상 깨끗하게 정수된 물을 반드시 먹습니다.

유산균도 매일 챙긴다
요거트를 식단에 포함해 식사 중 또는 식후에 챙겨먹거나, 장용 유산균 캡슐을 매일 먹습니다.

※ 다양한 실제 레시피들은 포털이나 소셜미디어에 '지중해식 식단' 또는 '지중해식단'으로 검색하시면 많이 찾아 보실 수 있습니다.

할 필요는 없습니다. 식단을 구성하는 동일한 영양소를 포함시키기만 하면 다른 식재료를 사용해도 괜찮습니다. 특히 한국식 식재료에는 대체 가능한 것들이 많아서 충분히 한국식 지중해 식단을 만드는 것이 가능합니다. 대표적인 레시피가 비빔밥입니다.

비빔밥은 한국의 유명한 전통음식이면서 외국인들에게는 특히 건강식으로 알려진 것은 지중해 식단과 거의 똑같은 재료와 영양소를 가지고 있기 때문입니다. 다양한 색깔의 채소들이 듬뿍 들어가서 섬유질을 충분히 공급하고, 계란이나 생선 한 토막으로 단백질을 보충할 수 있고, 흰쌀 대신 보리, 현미 같은 통곡물을 넣으면 건강한 탄수화물을 섭취할 수 있으며, 향긋한 참기름은 올리브유와 똑같은 단일 불포화지방산이기 때문에 그 자체로 완벽한 지중해 식단입니다.

지중해식단		비빔밥
시금치, 콩, 버섯, 호박, 가지, 피망, 양파, 오이, 아보카도, 토마토, 올리브, 브로콜리 등	채소	시금치, 콩나물, 버섯, 애호박, 가지, 고추, 양파, 오이, 당근, 무, 상추, 깻잎, 숙주, 고사리 등
계란, 연어	단백질	계란, 고등어
현미, 통밀, 호밀	탄수화물	현미, 보리, 흑미, 콩, 잡곡밥
올리브유	지방	참기름, 들기름

비빔밥이 건강식인 이유는 여러 가지 색깔의 채소들이 듬뿍 들어가 있기 때문인데, 실제로 채소와 과일이 가진 효능의 핵심은 그 색깔에서 비롯됩니다. 세계 여러 보건당국들도 여러 색깔의 채소와 과일을 먹을 것을 대 국민 건강 캠페인으로 장려했을 만큼 다양한 색깔의 채소 과일을 먹는 일은 무척이나 중요합니다. 우리나라의 '채소 과일 365, 가족건강 365' 캠페인과 미국의 'Eat 5 a Day', 영국의 'Eat 5 Colors a Day' 캠페인 모두 '매일 다섯 가지 색깔의 채소와 과일을 먹자'란 내용입니다.

식물이 가진 다양하고 고유한 색깔에는 우리가 건강하게 생명을 유지할 수 있도록 도와주는 여러 가지 기능들이 숨어 있습니다. 자연의 식물에 존재하는 약 4000 종류의 색소(흰색에서 검정색까지)를 통틀어서 폴리페놀polyphenol 또는 파이토케미칼phytochemical이라 부릅니다. 화학적으로 이들의 구조가 모두 페놀의 분자 구조식을 여러 개 가지고 있기 때문에 붙여진 이름이 폴리페놀이며, 식물에만 존재하는 화학물질이라는 의미가 파이토케미칼 입니다. '파이토'는 식물을 '케미칼'은 화학물질을 의미합니다.

식물이 가진 색소는 자외선의 피해를 방지하여 스스로를 보호하기 위해 만들어진 것인데, 이 물질이 뜻하지 않게 사람에게도 아주 유익한 물질이 된 셈입니다. 과일을 껍질째 먹으라고 하는 말도 껍질에 집중적으로 분포해 있는 색소(폴리페놀)을 버리지 말고 먹으란 뜻입니다.

색깔에 따라서 효능이 조금씩 다르지만 모든 종류의 폴레페놀은 인체에 유익합니다. 특히 혈액 순환, 심혈관 질환, 뇌 질환을 치료하고 강력한 항균력을 가지고 있습니다. 채소와 과일의 폴리페놀이 가진 의학적 효능은 다음과 같이 광범위하고 강력합니다.

- 폴리페놀은 혈소판 응집과 혈액의 응고를 막아주고, 혈액순환을 촉진하며 혈관벽을 강화해 줍니다.
- 혈관 내피세포와 모세혈관의 기능을 증진시킵니다.
- 혈액에 있는 지방의 양을 조절하고 탄수화물과 포도당 대사를 조절해줍니다.
- 당뇨, 백내장, 고혈압, 심혈관 질환, 뇌출혈을 예방하고 치료합니다.
- 내장에 쌓이는 내장지방을 억제합니다.
- 폴리페놀의 항균력과 항염 작용은 체내에 세균과 독성이 퍼지는 것을 억제하고 염증을 치료합니다.

폴리페놀은 몸속에 머물다가 24시간이 지나면 소변으로 배설되는 특징을 가지고 있기 때문에 매일 충분한 양을 먹어도 괜찮습니다. 극단적으로 채소는 아무리 과식을 하더라도 필요한 양만큼만 우리 몸에서 취하고, 나머지 잉여분은 체내에 축적되지 않고 몸 밖으로 배출되기 때문에 다이어트와 장수를 위한 최고의 음식이라 부를 수 있는 것입니다.

우리가 평소에 자주 접할 수 있는 폴리페놀은 검정콩, 가지 등의 진한 보라색 계통의 안토시아닌, 녹차의 카테킨, 포도 껍질의 레스베라트롤, 사과와 양파의 쿼세틴, 오렌지와 감귤류의 노란색을 띤 나린제닌, 당근의 카로틴, 잘 익은 토마토의 리코펜 등이 있습니다.

제철에 건강하게 자란 여러 색깔의 채소와 과일을 충분히 섭취하면 변비와 치질은 물론이고 암과 성인병에도 탁월한 효과를 볼 수 있습니다. 암 전문의 켈리 터너의 〈하버드 의대는 알려주지 않는 건강법〉은 암에서 기적과 같이 완치되어 생환한 1천여 명의 환자를 조사하면서, 이들의 완치를 가져온 공통된 식단의 변화 형태를 밝혀냈습니다. 바로 당분, 육류, 유제품의 섭취를 크게 줄이거나 없앴고, 채소와 과일 섭취량은 크게 늘렸으며, 유기농 음식을 섭취했으며, 정수된 물을 마셨다는 사실이었습니다. 특히 그중에서 채소와 과일의 치유력을 강조하는데, 암과 관련된 여러 연구자료들을 보면 공통되게 채소와 과일의 섭취가 암의 치료에 도움이 된다는 사실을 밝혔습니다.

또 다른 연구조사는 1500명의 유방암 환자를 추적 조사한 결과, 하루에 과일과 채소를 다섯 접시 정도 섭취하고 일주일에 6일 동안 하루에 적어도 30분씩 신체활동을 한 여성 환자 그룹은 그렇지 않은 여성 환자 그룹보다 사망률이 50퍼센트 감소한다는 결과를 발표했습니다. 결국 채소를 많이 먹고 규칙적으로 운동한 암 환자들은 생존율이 두 배나 늘어난다는 결론입니다.

　채소는 당뇨병에도 탁월한 효과를 보입니다. 단순당(꿀, 설탕, 물엿 등)은 한꺼번에 많이 섭취하게 되면, 소화 흡수되는 시간이 짧아서 혈액 속에 포도당이 한꺼번에 너무 많이 몰려들어옴으로써 혈액의 기능이 확연히 떨어지게 됩니다. 혈액은 점도가 높아져서 끈적거리게 되는데, 이는 적혈구의 산소 운반, 효소, 호르몬 등의 운반 기능에 장애를 불러 옵니다. 결국 영양물질과 산소의 배달이 늦어지고 노폐물의 배설이 늦어지면서 피로가 쌓이고 염증과 치질 증상이 악화됩니다.

　하지만 평소에 채소를 꾸준하게 섭취하게 되면 위장에 있는 섬유질이 포도당의 일부를 붙들고 있다가 천천히 방출하게 되면서 포도당이 한꺼번에 혈액으로 몰려들어오는 일종의 홍수 피해를 줄일 수 있게 됩니다. 산에 나무가 있으면 폭우가 쏟아져도 나무뿌리에서 물을 머금고 있다가 천천히 방출함으로써 홍수와 산사태를 방지하고 시냇물도 마르지 않게 하는 이치와 같습니다.

　충분한 물과 유산균을 먹는 일도 중요합니다. 하루 1.5리터 이상의 깨끗하게 정수된 물을 먹는 일은 치질 치료에서 아주 중요한 일인데, 충분한 양의 물은 소화 기관에 수분을 공급함으로써 변을 부드럽고 부피를 크게 만들어 줍니다. 유산균은 대장의 환경을 건강하게 유지하며 독성 균과 병원균의 과다 번식을 억제하고 배변을 순조롭게 기능하도록 합니다. 인체와 유산균은 거의 공생관계를 가지며 변비를 완화하고 장의 이상 발효로 인한 독성 가스의 발생과 팽만감을 억제합니다. 유산균을 고를 때는 위에서 녹지 않고 대장에까지 도달하도록 되어있는 장용 코팅된 상품을 고르도록 합니다. 물과 유산균 모두 장의 연동 운동을 촉진하고 윤활 작용을 강화함으로써 배변 활동을 돕고 치질의 치료와 예방에 반드시 필요한 요소인 만큼 잊지 말고 챙겨 드시기 바랍니다.

마지막으로 하루에 한 번 참기름이나 들기름 1~2순갈을 먹으면 좋은 효과가 있습니다. 식물성 기름은 장벽에 윤활작용을 일으켜 변이 매끄럽게 통과하도록 도와주고, 기름이 소화 분해된 지방산은 장벽을 자극하여 연동운동을 촉진함으로써 배변을 돕습니다. 특히 들깨 기름을 추천하는데, 이유는 불포화지방산 오메가3의 함량이 60%나 되기 때문에 참기름보다 콜레스테롤 수치를 낮추는 효과가 크며, 동맥경화를 없애고 피를 맑게 하는 효능이 높고, 어린이의 두뇌 발달과 치매 예방 효과도 있기 때문입니다. 다만 쉽게 산패(산화)를 일으키는 단점이 있는데, 이를 막기 위해서 햇빛을 막는 짙은 색깔의 병에 넣어서 냉장 보관하는 것이 좋습니다. 또한 참기름이 가진 산화방지 물질을 이용해 두 가지를 혼합(들깨 기름 80%, 참기름 20%)하면 변질 기한을 늦출 수 있습니다.

지중해식 식단은 외과 수술처럼 물리적으로 치핵을 바로 제거해주지는 않습니다. 하지만 꾸준한 식단 관리는 우리 몸의 세포를 변화시켜서 훼손된 소화기관과 항문관을 전혀 새롭게 재생하게 해줍니다. 앞서 설명했듯이, 치질 환자들은 다른 성인병을 동반하는 경우가 대부분입니다. 비만, 중성지방, 콜레스테롤 수치, 고혈압, 당뇨 등은 치질과 불가분의 관계를 맺고 있습니다. 그래서 항문에 있는 치질을 표면적으로 잘라내서 치료하는 것으로는 근본적인 치질 치료가 되지 않습니다. 우리 몸의 영양 불균형을 초래하고 혈액순환 장애를 초래한 근본적인 원인을 개선해야 합니다.

조금씩 체중이 줄어들고, 혈액순환을 개선하게 되면 그동안 우리를 괴롭히던 치질을 물론이며 고혈압, 당뇨 등 다른 성인병 질환들도 함께 사라질 수 있습니다. 더불어 지중해식 식단은 여러 연구들에서 그 특유의 항암효과와 뇌 질환 예방 효과가 검증되어 왔습니다. 치질만 치료하는 일을 넘어 장수 프로젝트라 불러도 손색이 없어 보입니다.

4

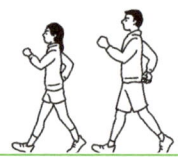

활동 습관, 정신 습관 바꾸기:
하루 30분 걷기의 기적

잘 알려져 있듯이 걷기는 남녀노소, 체력의 차이, 질병의 유무 등과 상관없이 누구나 즐길 수 있는 대표적인 '저강도 운동'입니다. 그런데 이렇게 누구나 쉽게 가능한 운동이 치질을 치료하는 데 큰 도움이 되고 더 나아가서는 건강의 기적을 만들어 준다는 사실을 아는 분은 그리 많지 않습니다. 걷기는 정말 기적을 만들어 낼 수 있을까요?

치질이 발생한 생리학적인 배경은 혈액순환의 장애입니다. 그래서 의학적으로 치질은 정맥류varicose vein의 한 종류로 분류됩니다. 항문관의 정맥총에 피가 정체되어서 생긴 질병입니다. 결국 치질을 근본적으로 치료하기 위해선 혈액순환의 개선이 반드시 필요합니다. 혈액순환이란 우리가 추상적으로 알고 있는 것보다 훨씬 근본적이고 중요한 문제입니다. 치질을 비롯한 대다수의 질병들은 혈액순환 장애와 직간접적인 관련이 있습니다.

그렇다면 걷기는 혈액순환에 얼마나 긍정적인 효과가 있을까요? 결론부터 말하자면, 가벼운 걷기 운동은 우리 몸의 기적을 만들 만큼 강력한 효과가 있습니다. 이런 사실을 모르는 분들도 많지만, 암이나 중증질환을 극복하고 생활하신 분들 중에 걷기를 종교처럼 받드는 분들이 많습니다. 그저 떠도는 이야기가 아니라 지극히 명백한 과학적 원리가 뒷받침된 사실입니다.

하루 30분의 걷기는 혈액의 정체 현상을 막아 주기 때문에 혈행의 개선에 아주 큰 도움을 줍니다. 치질뿐만 아니라 여러 종류의 하지

이것만은 실천해보자

1. 14일간 매일 30분~60분간 산책을 합니다.

2. 운동의 강도는 몸에 땀이 살짝 나고 호흡이 살짝 가빠지는 정도면 충분하므로, 절대 뛰거나 힘들지 않는 수준에서 편안하게 진행합니다.

3. 반대로 힘이 드는 고강도의 운동은 반드시 삼가합니다. 특히 역기를 이용한 근력 운동이나 골프, 테니스 같이 순간적으로 괄약근에 강한 힘이 들어가는 운동은 절대로 피합니다.

정맥류 치료에도 산책을 통한 치료법이 활용되고 있습니다.[8]

걷기가 우리 몸에 좋다는 건 대부분 살면서 지겹게 들어본 얘기입니다. 하지만 많은 분들이 왜, 어떤 근거로 좋은지에 대한 정보를 들어본 적이 없다 보니 실제로 대부분 실천까지 이어지기가 어렵다고 생각됩니다. 실천을 위해서는 이해가 바탕이 되어야 하니까요. 그래서 이번에는 걷기 운동이 구체적으로 우리 몸을 어떻게 바꾸는지에 대한 간단한 원리를 알아보도록 하겠습니다.

우선 혈액이 우리 몸을 구석구석 돌아다니는 일은 생존의 필수조건임을 명심해야 합니다. 바꿔 말하면 피가 돌지 않는 것은 생명의 종말을 의미합니다. 우리 몸의 모든 부분은 생존을 위해 필요한 자원에 해당하는 산소, 영양분, 호르몬 등을 공급 받아야 하는데, 바로 이런 생명 유지를 위한 자원을 공급해 주는 것이 혈액血, blood입니다.

인체의 모든 기관은 정상적인 혈액의 순환을 통하여 영양물질, 산소, 호르몬을 공급받아야 생존할 수 있습니다. 만약 그렇지 못한 기관은 조직의 생명이 끊어지고 곧이어 부패의 과정으로 들어가게 됩니다. 혈액 속에 있는 백혈구가 인체를 보호하는 역할을 못 하게 되

---

8   걷기가 일상 속에서 가장 쉽게 실천할 수 있는 대표적인 저강도 운동이기 때문에 이 책에서는 집중적으로 다루지만, 걷기가 어려우신 분들은 다른 저강도 운동을 대신 해도 괜찮습니다. 요가, 필라테스, 수영, 가벼운 스쿼트, 하늘 자전거 운동 등이 걷기를 대신해서 하체의 혈행을 개선하는 데 도움을 주는 운동입니다.

면서 그곳은 미생물의 세상이 되어버려 부패하는 끔찍한 결과를 낳게 되는 것이지요.

혈액순환을 개선해야 한다고 말하면 어렵게 들릴 수 있지만, 우리가 매일 접하는 도로의 경우와 비교해서 이해하면 쉽습니다. 혈액을 차량에 비유한다면, 혈관은 도로에 비유할 수 있습니다. 도로가 잘 정비되고 충분히 넓어야 차들이 막힘 없이 운행하듯이, 우리 혈관도 노폐물 없이 깨끗이 잘 정비되고, 폭이 충분히 넓어야 혈액이 잘 순환될 수 있습니다.

이렇게 혈관을 확장하고 정비하는 일이 걷기로 대표되는 저강도 운동입니다. 차량들이 정체되는 것을 방지하기 위해 도로를 깨끗하게 정비하고 폭을 넓히는 과정과 비슷합니다. 힘들고 격렬한 고강도 운동이 활성산소로 인한 부작용을 일으키는 반면에 저강도 운동인 걷기는 우리 몸을 회복하는 과정에서 중요한 선순환적 효과를 발생시킵니다. 팔, 다리와 전신의 근육을 가볍게 움직이는 매일 30분 정도의 산책만으로도 놀라울 정도로 몸이 회복되는 경험을 할 수 있습니다.

걷기가 만드는 기적의 원리는 두 가지로 설명됩니다. 첫 번째는 혈액순환의 활성화이고, 두 번째는 뇌의 활성화를 통한 항스트레스 작용입니다. 첫 번째는 활동 습관의 변화를 의미하고, 두 번째는 정신 습관의 개선을 의미합니다.

우선 걷기의 첫 번째 효과인 혈액순환의 활성화는 저강도 운동을 통한 근육의 단련으로 가능해집니다. 혈액 순환의 측면에서 보자면, 근육은 제2의 심장으로 표현할 수 있습니다. 아시다시피 우리 몸에서 혈액순환의 중심을 담당하는 기관은 심장입니다. 그리고 심장에서 동맥과 정맥은 혈액이 지나는 중심 도로에 해당합니다. 심장은 24시간 우리 몸에 피를 돌게 하는 막중한 임무를 수행하느라 항상 힘들 수밖에 없습니다. 나이가 들면 심혈관 질환이 쉽게 오는 이유는 수십 년간 혈액을 운반하는 힘든 작업을 해오며 도로가 크게 파손되거나 콜레스테롤 같은 쓰레기들이 쌓여서 도로를 막기 때문입니다.

그런데 만약 잘 정비된 수많은 작은 도로들이 전국에 촘촘하게 뻗어 있고, 중심 도로를 도와줄 만큼 충분한 도로 교통 용량을 가지고 있다면 어떨까요. 중심 도로가 한결 짐을 덜게 되고, 차량의 흐름도 좋아질 수밖에 없습니다. 우리 몸도 마찬가지입니다. 잘 정비되어 있는 작은 도로에 해당되는 잘 발달된 근육 속의 혈관들은 심장과 연결된 중심 도로가 막히지 않도록 도와주는 중요한 역할을 합니다. 심장의 부담을 근육이 나눠 지면서 혈액 순환을 촉진하는 시스템을 갖추게 되는 것이죠. 혈액을 순환시키는 일에서 심장의 부담이 경감되면 혈액순환도 잘 되고, 심장의 부담이 줄어드니 심혈관 질환의 예방에도 도움이 되는 것입니다.

언뜻 보면 걷기가 가지는 운동 효과가 커 보이지 않을 수 있는데,

실제로 걷기 운동은 몸에 부담을 주지 않으면서도 충분히 근육을 단련시킵니다. 반대로 고강도의 운동은 치질을 비롯해 질병을 앓고 있거나, 허약한 체질의 사람들에게는 심각한 악영향을 줄 수 있습니다. 고강도 운동인 헬스장의 근력 운동과 비교했을 때, 걷기 운동은 운동한 이후에 느끼는 즉각적인 체감의 강도는 높지 않을 수 있지만 실제로 우리 몸속의 근육 세포들은 충분히 강하게 단련된답니다.

매일 30분만 걷기를 해도 신체에 부담을 주지 않으면서 자연스럽게 근육이 붙어나게 하고, 관절과 인대를 유연하고 탄력 있게 강화시켜 줍니다. 각 근육 세포의 부피가 커지게 되면, 그만큼의 산소와 영양 물질의 소비량이 증가하게 되는데, 이때 요구되는 새로운 혈관의 필요성에 의해서 혈관의 길이가 늘어나게 됩니다. 그리고 탄력이 좋게 붙어난 근육은 수축과 이완의 힘이 강해져서 동맥과 정맥이 만나는 모세혈관까지 도달하는 혈액의 양을 충분하게 만들어 줍니다.

심장이 수축과 이완을 함으로써 혈액을 순환시키는 것처럼, 근육 역시도 근육의 수축과 이완 운동을 할 때 근육 속 혈관도 함께 수축 이완함으로써 혈액순환을 촉진하게 됩니다. 그리고 혈액의 순환과 림프액의 흐름은 모두 근육의 수축하고 이완하는 힘에 비례합니다. 걷기를 통해서 단련된 우리 몸 구석구석의 근육들은 심장을 도와 혈액 순환을 촉진하게 되고, 심장근육은 자신의 수축운동을 줄일 수 있기 때문에 혈압은 자연스럽게 내려가게 됩니다. 이렇게 근육의 혈관 수축과 이완 활동이 심장의 부담을 덜어주기 때문에 근육을 제2

의 심장이라고 부르는 것입니다.

걷기의 두 번째 효과는 정신 습관의 획기적인 개선입니다. 걷기는 뇌의 활성화를 통해 체내 호르몬 분비를 촉진시키고 긍정적인 기분 전환을 이끌어 내게 되는데, 이것은 명상meditation과 비견될 만큼 뛰어난 효과가 있습니다.

잘 알려져 있듯이, 걷기는 마음을 차분하게 만들어 주고 스트레스를 완화시켜주는 데 분명한 효과가 있습니다. 실제로 역사 속 많은 철학자와 예술가들은 걷기를 진심으로 사랑하고 즐겼습니다. 그리고 이를 통해 건강과 마음을 함께 다스렸습니다.

칸트는 하루도 빠짐없이 정확한 시간에 산책을 다닌 걸로 유명했으며, 베토벤은 걷기 운동을 통해 나빠진 건강을 회복하고 운명 교향곡이란 대작을 완성할 수 있었습니다. 쇼팽은 "창작활동에서 가장 중요한 건 10시간의 연습보다 1시간의 산책이다"고 말할 정도로 걷기가 주는 축복을 강조했습니다. 소설가 무라카미 하루키는 매일 원고지 20매의 글쓰기와 10Km 걷기를 40년간 창작을 위한 일상의 루틴으로 지켜왔습니다. 배우 하정우도 매일 3만 보씩 걸으면서 "걷기는 나 자신을 아끼고 관리하는 최고의 투자"라고 말할 정도로 걷기 예찬론자입니다.

유명한 예술가들만 걷기를 사랑한 것이 아닙니다. 수년 전부터 걷기는 하나의 메가 트렌드로 자리 잡기 시작했고, 이제는 육체와 정신을 함께 관리하고 싶어하는 지구촌의 수많은 사람들이 함께 실천하는 보편적인 문화현상이 되었습니다. 제주 올레길에서부터 스페인 산티아고 순례길까지, 여러 나라의 수많은 사람들이 치열한 현실에서 잠시 한발 물러나 온전히 나 자신의 몸과 정신만으로 세상을 마주하고 스스로를 다스리는 시간을 즐기고 있습니다.

걷기를 하면서 일어나는 우리 몸의 변화는 우리의 뇌에도 영향을 미칩니다. 활동 습관의 개선이 바로 정신 습관의 개선으로 이어지는 것입니다. 이런 긍정적 연쇄 효과의 비밀은 바로 걷기와 함께 동반되는 자연스러운 뇌 활동의 변화입니다. 마치 명상과 같이 편안하고 여유 있는 뇌의 상태 변화가 낳은 효과라고 할 수 있는데, 우리가 일상에서 실천하기에 가장 간편하면서도 가장 큰 효과를 낼 수 있는 습관입니다.

30분이란 짧은 시간 동안 가벼운 운동을 하면서 안정적인 피지컬 효과와 함께 명상과 유사한 멘탈 효과도 콤보로 얻을 수 있으니, 이보다 좋은 치료법은 없다고 해도 과언이 아닙니다. "인내는 쓰고, 열매는 달다"란 명언으로 우리에게 유명한 18세기 철학자 장자크 루소Jean-Jacques Rousseau는 명상과 걷기의 동조화coupling 효과에 대해 "내가 명상을 할수 있는 유일한 시간은 걷고 있을 때다. 걸음을 멈추면 사고가 멈추게 되므로 다리가 움직일 때만 뇌가 작동한다"고 말했을 정도입니다.

걷기가 가진 항스트레스 효과는 탁월합니다. 항스트레스란 스트레스를 없애거나 완화해주는 기능을 말하는데, 걷기는 근육의 수축과 이완 활동을 통해 혈액순환의 촉진과 함께 몸과 마음을 상쾌한 상태로 변화시킵니다. 이런 변화의 메커니즘은 뇌파로 측정되는데, 걷기를 하면 뇌의 전두엽이 활성화되면서 휴식과 이완 시 나오는 알파파 alpha wave 상태로 바뀌게 됩니다. 알파파의 결핍 상태가 되면 불안이나 스트레스가 발생하게 됩니다.

■■■ 뇌파의 종류와 특징

뇌파신호 분류	주파수(Hz)	신호의 형태	특징
델타Delta 파	~3.5		• 깊은 수면 또는 혼수 상태
세타Theta 파	3.5~7		• 기억을 회상하거나 명상 등 조용한 집중 상태에서 관찰됨
알파Alpha 파	8~12		• 휴식 상태의 후두엽에서 주로 발생. 수면상태에서는 약해짐
베타Beta 파	13~30		• 각성 상태 및 집중적 뇌 활동과 연관되며, 병리적 현상 및 약물효과와 관련이 있음
감마Gamma 파	31~50		• 의식적 각성 상태와 REM 수면시 꿈에서 나타남

노르아드레날린	세로토닌	도파민/엔도르핀
위기관리, 싸움-도주 반응	노르아드레날린과 도파민을 조절	흥분
교감 신경	부교감 신경	교감 신경>부교감 신경
분노	편안함, 생기	쾌감
폭력/파괴/스트레스 → 불안, 공황	우울	중독/의존증/정신 분열
각성, 화끈한(Hot)	각성, 차분한(Cool)	격정(Hot)
웅크림	편안함, 휴식	환호

■■ 노르아드레날린과 도파민의 폭주를 조절하는 세로토닌

스트레스는 우리 몸을 긴장하게 만들고 교감신경을 활성화시켜 혈압과 심장 박동이 올라가고, 소화, 배설, 생식 기능 등은 억제되게 만듭니다. 스트레스가 치질뿐만 아니라 만병의 근원이 되는 이유입니다. 반면 걷기를 하게 되면 교감신경을 억제하고, 부교감신경을 활성화시켜서 긴장된 몸을 이완된 상태로 변화시켜 줍니다. 근육은 이완되고, 심장 박동과 뇌파는 안정적인 상태로 바뀌게 되며, 체내에 산소 공급은 다시 원활해집니다.

걷기는 '사람을 조종하는 물질'이라 일컫는 호르몬과 신경전달물질에도 매우 긍정적인 영향을 미칩니다. 호르몬은 사람의 기분이나 감정뿐만 아니라 행동까지도 조종하기 때문에 우리가 일상에서 이를 잘 관리하게 되면 스트레스를 이기고 성공적인 정신 건강 관리를 할 수 있습니다.

걷기를 하게 되면 세로토닌Serotonin, 도파민Dopamine, 옥시토신

Oxytocin 같은 유익한 호르몬과 신경전달물질이 분비되면서 마음이 쾌적하고 안정된 상태에 이르게 됩니다. 특히 사랑하는 가족이나 친구와 같이 대화를 하며 걷게 되면 이런 유익한 호르몬의 분비는 더욱 촉진되게 됩니다. 반대로 스트레스 호르몬이라 불리는 코르티졸 Cortisol은 감소하게 되어 우리의 몸을 회복시켜 줍니다.

세로토닌은 일명 행복 호르몬이라 불리는데, 이것의 분비가 촉진되면 온화하고 여유 있는 행복감을 느끼게 되고, 공부나 일에 대한 집중력도 올라갑니다. 반면 부족하게 되면 짜증이나 우울한 감정이 들고 무기력증에 빠지게 됩니다. 그래서 세로토닌을 가장 중요한 감정 조절 호르몬 중의 하나로 손꼽습니다. 세로토닌은 적절한 운동과 함께 햇빛을 많이 받을수록 분비량이 많아지고, 명상이나 기도 같은 정신적 활동을 함께 할수록 활발하게 분비됩니다. 말 그대로 걷기와 찰떡궁합 관계의 호르몬이라 할 수 있습니다.

도파민은 행복 물질이라 불리는 신경전달물질인데, 분비가 촉진될수록 활력과 집중력이 상승합니다. 걷기를 하며 몸을 많이 움직일수록 뇌의 도파민 뉴런 간 연결고리가 끈끈해져서 분비가 촉진되게 됩니다. 옥시토신은 엄마와 아기의 관계에서 분비되기 때문에 사랑의 호르몬이라 불리는데, 분비가 촉진되면 신뢰감, 친밀감, 편안함을 느끼게 해줍니다. 이들 역시 우리가 스트레스를 이기고 평온한 마음을 가지는 데 큰 역할을 합니다.

지금까지 대표적인 저강도 운동인 걷기 운동이 가진 장점에 대해 설명드렸는데, 고강도 운동에 대해서도 궁금해 하실 것 같습니다. 결론적으로, 힘든 고강도 운동은 우리 몸에 독(毒)처럼 작용할 수도 있는 만큼 조심해야 합니다.

아직 젊고, 어떤 질병도 없이 건강하고, 근력과 지구력도 강해서 운동 회복력이 충분한 사람들에게는 고강도 운동이 감당 가능한 수준의 매력적인 운동이 될 수 있습니다. 하지만 나이가 들수록 고강도 운동에 접근할 때는 본인의 체력과 건강 상황을 고려해서 신중해야 합니다. 특히 현재 질병을 앓고 있거나 체력이 떨어져 있는 경우라면 고강도 운동은 절대 삼가해야 합니다.

특히 치질 치료에서 힘이 많이 들어가는 고강도 운동은 치명적인 악영향을 가져옵니다. 바벨, 덤벨 등 헬스장에서 하는 여러 종류의 근력 운동, 빠르게 달리는 단거리 달리기, 마라톤 같은 오래 달리기 등은 치질 치료에 악영향을 주는 대표적인 고강도 운동입니다. 등산이나 축구, 농구 등 힘과 스피드의 집중을 필요로 하는 운동들도 근육에 부담을 주기 때문에 혈관의 압력을 높여 하지 정맥류를 악화시키기 때문에 좋지 않습니다. 골프, 테니스 같은 순간적으로 괄약근에 힘이 들어가는 운동도 같은 이유로 피해야 합니다.

흔히들 운동이 인체에 미치는 긍정적 효과를 불변의 건강 상식처럼 믿으면서, 운동에너지가 많이 소모될수록 좋은 운동이라고 생각하는 경향들이 있습니다. 하지만 힘들고 격렬한 운동일수록 우리 몸에 더 좋은 영향을 끼친다는 생각은 대표적으로 잘못 알려진 건강

상식 중 하나입니다. 중년을 넘어서는 가급적 힘들고 과격한 운동은 피하는 것이 좋습니다.

　힘든 운동일수록 대량의 에너지를 필요로 하는데, 이런 대량의 에너지를 만드는 과정에서 불가피하게 우리 몸은 많은 활성산소를 발생시킵니다. 문제는 이런 활성산소가 건강에 악영향을 준다는 것입니다. 활성산소는 짧은 시간에 큰 힘을 필요로 할 때 사용되는 에너지원입니다. 활성산소는 호흡으로 들어온 산소가 체내의 대사 과정에서 분자 단위로 활성화된 것인데, 현대인의 질병을 일으키는 원인 중에 90%가 활성산소와 연관이 있다고 합니다.

　활성산소가 지방질을 공격해서 지방이 산화되면 중성지방이 만들어지고 이것이 혈관에 붙어서 혈액순환을 방해하는데, 이때 혈액을 응고시켜서 뇌혈관이 막히면 뇌졸중의 원인이 됩니다. 세포를 공격해서 세포 변형을 일으키면 암세포가 될 수도 있고, 류마티스와 아토피성 피부염, 백내장, 중이염 등과 만성 퇴행성 질병을 일으킬 수 있고 노화를 촉진합니다.

　이렇게 부작용의 위험성이 높은 고강도 운동에 비해 저강도 운동은 치질의 치료뿐만 아니라 여러 가지 성인병의 치료와 예방에도 좋은 효과를 나타냅니다. 특히 치질과 다른 성인병은 합병증 증상을 보이는 경우가 많기 때문에 전체적인 혈액 순환 개선을 위한 치료법인 걷기가 다목적 해결책이 될 수 있습니다.

특히 대표적인 성인병 중 하나인 고혈압에 걷기는 탁월한 효과를 가져다 줍니다.

한국인의 대표적 심혈관 질환인 고혈압은 치질과 동반해서 오는 경우가 상당히 많은데, 이때 단순히 치질을 외과 수술로 제거할 경우 치질의 고통은 잠시 일시적으로 멈출 수는 있지만 혈액 순환 문제가 해결되지 않은 상태이기 때문에 고혈압 증상은 없어지지 않습니다. 외과 수술은 우리 몸을 위한 근본적인 치료가 아니기 때문입니다. 반대로 혈액순환을 촉진시키는 근본적 치료법인 걷기 운동은 치질과 함께 고혈압 같은 다른 심혈관 질환도 함께 치료를 하게 됩니다.

걷기 운동은 체온과 혈관 기능, 혈액 상태, 혈액순환 등을 양호하게 만들어 줍니다. 생명체를 유지하는 데 필요한 영양소와 산소, 효소 및 각종 호르몬과 신경전달 물질 등의 공급이 원활해짐으로써 에너지 대사가 활발해지고 생명활동의 방향이 건강하게 진행되는 것입니다. 에너지 대사의 찌꺼기로 나오는 노폐물을 처리하는 일 역시도 혈액이 맡아서 하는 중요한 임무 중 하나입니다.

고혈압 약은 저강도 운동을 할 때 우리 몸이 스스로 일으키는 혈액순환 개선의 원리를 모방한 것입니다. 물론 병원에서 처방해 주는 고혈압 약의 효능은 대부분 아주 효과적이고 안전합니다. 다만 우리 몸에서 자연스럽게 만들어지는 생리 활동이 아니라 고혈압 약에 의해 인위적으로 만들어지는 활동이기 때문에 그 한계가 분명합니다.

즉 고혈압 약이 인위적으로 우리 몸의 혈관을 이완하고 확장해서 혈압을 내리게 하는데, 이런 메커니즘만으로는 우리 몸의 조직이 필요한 충분한 혈액의 양을 공급받기가 어렵습니다. 근본적으로 우리 몸의 기능이 정상화되는 것도 아니며, 약을 끊게 되면 금방 다시 이전의 비정상적 혈류순환으로 퇴행할 수밖에 없습니다.

또한 약은 혈관의 긴장을 완화하고 확장해서 혈압을 내리는 데 중점을 두기 때문에 몸 전체의 밸런스에 다른 문제가 생길 수 있습니다. 즉 다른 조직과 생리 물질의 원활한 작용을 방해하거나 무시하는 작용 때문에 엉뚱한 피해를 입을 수도 있습니다. 흔히 장기간 약물복용을 할 때 나타나는 부작용입니다.

다시 강조하지만, 걷기는 우리 몸의 기적을 만들어 내는 활동습관입니다. 혈액순환과 항스트레스 효과 외에도 체중 감량, 고혈압, 중풍, 심장병, 동맥경화, 당뇨, 통풍 등의 여러 성인병 질환에 탁월한 효과를 가지고 있습니다. 거기다가 신체 각 기관의 세부 근육의 탄력이 좋아짐으로써 중력을 이기지 못하는 근육의 탄력성 회복에 큰 도움이 됩니다. 눈꺼풀 처짐, 피부 처짐, 가슴과 배의 처짐, 직장과 항문의 처짐, 치질, 하지 정맥류, 엉덩이 처짐 등 각종 신체 세부근육의 '처짐 현상'에도 큰 효과가 있습니다.

이처럼 산책은 피지컬과 멘탈을 동시에 개선시킬수 있는 '더할 나위 없는' 치료법입니다. 특히 창작이나 지식 노동에 종사하는 분들에게는 일의 성과와 건강을 함께 성취할수 있는 최고의 습관입니다.

그저 하루에 30분에서 1시간 정도 천천히 걷기만 하면 됩니다. 누구나 최소한의 시간과 의지만 있다면 아무런 비용 없이도 건강을 위한 기적의 습관을 기를 수 있습니다. 당장 오늘부터 산책을 하지 않을 이유가 있을까요?

· 부록 ·

용어 설명

결체조직 結締組織 connective tissue 결합조직, 결조직이라고도 한다. 조직과 조직 간의 사이를 메꾸고 결합해서 기관을 형성하는 조직.

변실금 便失禁 fecal incontinence 자기도 모르게 대변이 새어 나와 옷이나 침구에 묻는 현상.

보존적 치료 保存的 治療 conservation treatment 식이요법, 약물치료, 운동치료, 물리치료, 한방치료 등의 비수술 치료 방식.

삼출액 滲出液 effusion fluid 염증이 생긴 부위의 혈관에서 나온 액체가 모여 고인 것. 진물, 고름과 동의어.

염증 炎症 inflammation 각종 내외부의 자극에 의해서 생체 조직이 손상을 입으면서 나타나는 면역 반응. 통증과 열을 수반한다.

울혈 鬱血 ongestion 정맥의 피가 혈관에 고여서 모인 상태.

정맥류 靜脈瘤 varix 정맥이 혹처럼 부풀거나 늘어지는 증상. 혈액 순환 장애로 발생하며 주로 하체와 복부 등에서 발생한다.

췌피 贅皮 inversus 항문 주위의 피부가 늘어져서 주름이 잡히고 너덜거리는 상태로 피부꼬리라고도 한다. 종괴처럼 부었던 치핵, 치열 등이 치유되고 남은 흉터 자국.

탈항 脫肛 anal prolapse 항문, 직장 점막 또는 전층이 항문 밖으로 빠져나오는 증상으로 탈출성 치핵을 일컫는다.

하지정맥류 下肢靜脈瘤 varicose vein 정맥 안에 있는 판막이 손상되어 심장으로 가는 혈액이 역류하며 발생하는 질환으로서 피부 바로 아래에 보이는 표재 정맥이 늘어나서 피부 밖으로 돌출되어 보인다.

항상성 恒常性 homeostasis 생명체의 특성 중 하나로 환경 변화에 대해서 유기체 내부 환경을 일정하게 유지하려는 현상.

혈전 血栓 thrombus 혈관 속에서 피가 굳어서 형성된 핏덩어리.

한방과립약의 기원 식물

당귀 當歸 당귀의 뿌리. 보혈, 만성 염증, 변비 치료.

작약 芍藥 작약 꽃 나무의 뿌리. 보혈, 근육 이완, 통증 완화 효과.

대황 大黃 대황의 뿌리줄기. 변비, 종괴의 소염, 어혈을 삭이고 해독 작용.

목단피 牧丹皮 목단 뿌리의 껍질. 염증성 부종의 소염. 혈관 찌꺼기를 청소.

도인 桃仁 복숭아 씨, 혈액을 맑게 하고 소염 효과. 원활한 배변 효과.

망초 網草 수분 공급과 변비 치료. 염증 완화 기능.

과자 瓜子 박과 식물인 하늘타리의 종자. 해열과 진해 거담 치료. 이뇨 작용과 변비 해소.

감초 甘草 감초 나무의 뿌리. 약의 맛을 교정하고 약의 성질을 조화시킴.

계지 桂枝 계피나무의 어린 가지. 체온을 높이고 혈액 순환 촉진. 통증 완화.

황금 黃芩 속썩은풀의 뿌리. 출혈성 염증, 소염성 해열 작용. 설사 멈춤.

백출 白朮 참큰삽주의 뿌리. 위장 기능 강화와 기력 충전. 이뇨 작용.

복령 茯苓 담자균류 복령균의 균핵 덩어리. 이뇨, 신경 진정, 위장 기능 강화 작용.

시호 柴胡 한해살이 풀 참시호의 뿌리. 열성 질환의 해열, 화병, 간염, 탈항 등 치료.

건강 乾薑 생강의 뿌리줄기를 말린 것. 체온을 높이고 위장, 폐, 기관지 기능 강화.

박하 薄荷 박하의 잎과 줄기. 몸속의 열과 독을 발산. 과자의 향료로도 사용.

승마 升麻 승마의 뿌리줄기. 열과 독을 삭혀서 발산. 탈항, 자궁하수, 위하수를 치료.

치자 梔子 치자 나무의 과실을 건조한 것. 황달, 타박, 염좌, 치질을 치료하며 해열, 지혈, 항균 진정 작용.

◇ 당신은 언제나 옳습니다. 그대의 삶을 응원합니다. - 고려원북스

전국의 치질 환자들을 불러모은
광안리 조 약사의
신박한 치질 이야기

초판 1쇄 | 2023년 1월 13일

지은이 | 조홍규
펴낸이 | 설응도   편집주간 | 안은주
영업책임 | 민경업

펴낸곳 | 고려원북스

출판등록 | 2004년 5월 6일(제2020-000184호)
주소 | 서울시 강남구 테헤란로78길 14-12(대치동) 동영빌딩 4층
전화 | 02-466-1283   팩스 | 02-466-1301

문의(e-mail) 편집 | editor@eyeofra.co.kr
              영업마케팅 | marketing@eyeofra.co.kr
              경영지원 | management@eyeofra.co.kr

ISBN 978-89-94543-99-4 13510

※이 책의 저작권은 저자와 출판사에 있습니다.
※저작권법에 따라 보호를 받는 저작물이므로 무단전재와 복제를 금합니다.
※이 책 내용의 일부 또는 전부를 이용하려면 반드시 저작권자와 출판사의 서면 허락을 받아야 합니다.
※잘못 만들어진 책은 구입처에서 교환해드립니다.